LA REINE DE PORTUGAL

ET

LA LIGUE D'ASSISTANCE NATIONALE

AUX TUBERCULEUX

PAR LE DR RAYMOND SICARD

LAURÉAT DE L'ACADÉMIE DE MÉDECINE

CHEVALIER DE SAINT-JACQUES DE L'ÉPÉE

PARIS

IMPRIMERIE-LIBRAIRIE DE LA FACULTÉ DE MÉDECINE

HENRI JOUVE

15, rue Racine, 15

1907

LA REINE DE PORTUGAL

ET

LA LIGUE D'ASSISTANCE NATIONALE

AUX TUBERCULEUX

DU MÊME-AUTEUR

De l'Inversion récente puerpérale, 1892. — Un volume, chez HENRI JOUVE, Paris.

Considérations sur la Vaccine, 1897. — Brochure couronnée par l'Académie de médecine.

Anomalies et Complications de la Vaccine, 1901. — Brochure couronnée par l'Académie de médecine.

La Reine de Portugal et la Tuberculose, 1905. — Brochure, chez HENRI JOUVE, Paris.

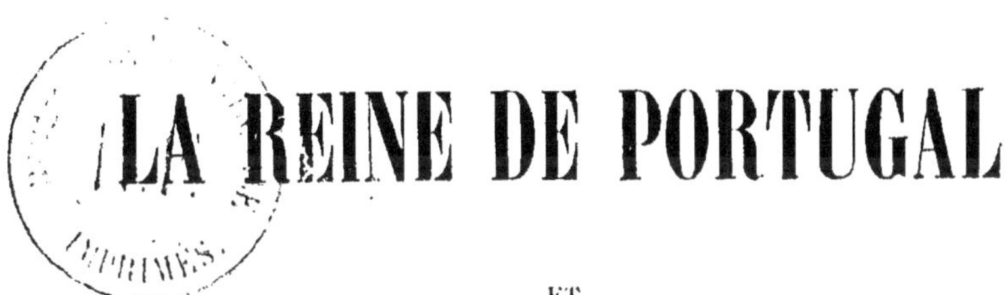

LA REINE DE PORTUGAL

ET

LA LIGUE D'ASSISTANCE NATIONALE AUX TUBERCULEUX

Par le Dr Raymond SICARD

Lauréat de l'Académie de Médecine
Chevalier de Saint-Jacques de l'Épée

Extraits de la Revue « LA QUINZAINE » — Paris.

PARIS
IMPRIMERIE-LIBRAIRIE DE LA FACULTÉ DE MÉDECINE
HENRI JOUVE
15, rue Racine, 15

1907

LA REINE DE PORTUGAL

ET

LA LIGUE D'ASSISTANCE NATIONALE
AUX TUBERCULEUX

Lés voyages du roi Don Carlos en France et en particulier sa dernière visite ont attiré l'attention sur le Portugal. Nous voudrions faire connaître une grande œuvre qu'une princesse bien française, la reine Amélie, conduit avec une admirable persévérance dans son pays d'adoption.

Singulière vicissitude de la politique et des choses humaines! Dans la réception faite l'année dernière par Lisbonne à M. Loubet, à l'ancien premier magistrat de la République française, les journaux signalèrent la participation de la Reine; et cette Reine elle-même trouva, il y a quelques mois, à Paris, non seulement auprès de la population et de la haute société, mais aussi du gouvernement de la République, particulièrement de M. Loubet, l'accueil le plus empressé, le plus chaleureux et le plus solennel. La nation aimait à fêter en elle, avec la Reine de Portugal, une fille de France, une descendante de cette race à laquelle notre pays doit sa constitution, son unité, et qui fut la plus grande dynastie de l'Europe. Mais quelle ironie des événements dans cette rencontre ! La République qui .. tait la reine Amélie avait dispersé sa famille, chassé son frère le duc d'Orléans, quelque temps même son grand-oncle, le duc d'Aumale. Précisément ses fiançailles avec le duc de Bragance avaient été le prétexte et le signal de la proscription.

Au milieu des pompes qui saluaient la présence de cette fille de France, heureuse de revoir le pays de ses pères, il n'est pas possible que les souvenirs de l'histoire, la plus récente comme la plus ancienne, n'aient point traversé plus d'une fois son esprit ; qu'en particulier, l'absence et la dispersion des. siens n'aient point jeté comme un voile de mélancolie sur les fêtes et les acclamations qui saluaient son passage. Le public, qui n'ignorait pas ces choses, qui sait les vicissitudes réservées aux princes, trouva, dans ces circonstances, de nouveaux motifs de sympathie pour cette Reine, dont le front couronné portait, à travers le rayonnement de la jeunesse, de la beauté et de la grâce, comme la consécration de l'épreuve.

A l'occasion de ses divers voyages, l'attention publique a été attirée vers l'existence et la popularité de la reine Amélie dans son pays d'adoption. On a été heureux de savoir qu'elle y est profondément aimée, et il n'en pouvait être autrement.

Dans ce siècle où la flatterie, quand il s'agit des grands ou même des demi-grands de la terre, prend des proportions telles que l'éloge profite des plus minces qualités, transforme les défauts en vertus et change les imperfections en beautés, dans ce temps où les tributs offerts ne sont jamais assez somptueux ni assez multiples, il n'est rien de plus difficile que de dire simplement la vérité sur une reine. Il semble que l'on participe à un enthousiasme de commande, que l'on brûle un encens frelaté, quand celle que l'on s'efforce de peindre mérite, et bien au delà, le portrait qu'on souhaiterait faire ressemblant.

Sa Majesté la reine Amélie, qui porte le nom d'une aïeule vénérée et la rappelle par ses vertus, était bien jeune quand, en 1886, elle quitta la France pour suivre le prince héréditaire de Portugal au bord du Tage majestueux et superbe, dans cette Lusitanie, où il semble que la nature ait entouré la vie d'un perpétuel enchantement.

O ciel azuré, très pur,
O champs d'émeraudes, immenses !
Elles brillent, vos fraîches prairies
Couvertes de verdure.

Elle laissait des parents adorés, une mère qui avait fait d'elle une femme forte, au gré de l'Écriture, des sœurs, des frères. Le cœur lui saigna, mais elle voulut que sa nouvelle patrie y prît une place d'élection sans en chasser le souvenir précieux de la France, si inclémente pourtant à tous les siens.

Le duc d'Aumale avait vu s'éloigner à regret sa préférée et se détacher la première fleur de cette couronne de femmes charmantes, cultivées, exquises, où brillaient d'un pur éclat celles qui allaient bientôt devenir, l'une, princesse Waldemar, l'autre, duchesse d'Aoste. Entre toutes, la princesse Amélie ravissait son vieil oncle et le captivait par l'intérêt qu'elle portait aux travaux de l'esprit. Chantilly était en fête quand elle venait l'habiter, et encore aujourd'hui, dans la chambre mortuaire où tous les objets familiers sont restés à leur place habituelle, une très belle photographie de la Reine témoigne du sentiment que le prince éprouvait pour elle.

Dès le premier regard, Lisbonne rendit amour pour amour à la duchesse de Bragance, parce qu'il eut conscience de sa valeur morale autant qu'il admirait la beauté sereine de ses traits, la noblesse de son port et la majesté de sa personne.

Et dans tous les yeux, sur toutes les lèvres, Marie-Amélie vit un sourire de bienvenue; alors commença une vie d'où les plaisirs ne furent pas exclus, comme il convient dans une cour, mais où l'étude du peuple, de ses aspirations, de ses progrès, dirigée par une raison saine, contrôlée par une conscience délicate, approfondie avec le souci constant du devoir à remplir, devint l'objet de ses préoccupations.

On sait avec quel soin extrême les qualités natives les plus heureuses avaient été cultivées chez elle par l'éducation la plus attentive et la plus large. Il en est resté une instruction très variée, embrassant la littérature, les sciences, l'histoire et tous les arts. Nous savons que la reine Amélie fait ses délices des classiques français et portugais; qu'elle se complaît dans Corneille et Camoëns, qu'elle lit les rares poètes espagnols, Becker, Campoamor et Zorilla. Cette supériorité intellectuelle a son prix quand on vient de France, quand on est placée assez haut pour la faire rayonner sur tout un peuple, quand on est appelée à élever des enfants pour le trône. Mais ce que les Portugais apprécient plus encore en leur Reine, c'est le charme empreint de délicatesse, de grâce, qu'elle dégage autour d'elle; la bonté enveloppante qui met tout de suite à l'aise et gagne les cœurs, enfin ce don de plaire qui sème les sympathies sur tous ses pas. Il faut entendre les acclamations de la foule lorsqu'elle apparaît dans les circonstances solennelles, ceinte du diadème, à côté de son royal époux; lorsqu'elle va, en amazone, courir le cerf dans les forêts de Villa-Vicosa; lorsqu'elle est reconnue, malgré son incognito, prenant, avec son admirable talent de peintre, le croquis d'un de ces vieux monuments si nombreux dans les coins les plus reculés du Portugal.

Grande maîtresse des ordres portugais, dame honoraire de l'ordre de Malte, dame de la Croix étoilée d'Autriche, le prestige de la souveraine est à la hauteur des titres fastueux de son royal époux « Carlos Ier, roi de Portugal et des Algarves, en deçà et au delà des mers; en Afrique, seigneur de la Guinée, par la conquête, la navigation, le commerce; d'Ethiopie, d'Arabie, de Perse, de l'Inde Majesté très fidèle ».

Dans toutes ses conceptions, la Reine apporte cet esprit méthodique et pratique dont son oncle, le duc d'Aumale, avait deviné, et sa mère, la comtesse de Paris, cultivé les germes.

Elle pense comme un prince et elle est charitable comme une princesse; et ce que la reine veut, le roi l'accorde, le peuple l'acclame et Dieu le bénit. Faudrait-il arguer que les monarques ont peu de mérite à donner, car leurs largesses, si grandes soient-elles, ne leur imposent aucun sacrifice? Tel n'est peut-être pas le cas de la reine Amélie. Si l'on en excepte une fortune personnelle difficile à évaluer, le roi Don Carlos jouit seulement d'une liste civile de deux millions, à laquelle vient s'ajouter la rente du majorat de Bragance, dont le revenu s'élève à trois cent mille francs. C'est peu quand il s'agit de l'entretien d'une cour, si simple par ailleurs que soit la vie que l'on y mène. Mais la Reine est la modération même, elle aime à se promener à pied, accompagnée d'une seule dame d'honneur, afin de mieux cacher sa bienfaisance, et, dans la vie habituelle, le train de la maison royale ne dépasse pas celui de certains pairs d'Angleterre. Pourtant, dans les grandes circonstances, la cour de Portugal ne le cède à aucune autre en pompe et en magnificence. Alors, sortent ces carrosses de gala semblables à ceux où la Majesté de Louis XIV daignait prendre place. Ils sont traînés par des chevaux superbes, aux harnais splendides, tandis que des laquais poudrés forment, à droite et à gauche, une haie d'or et d'orfroi.

Une belle Reine aperçue à travers les glaces de ces carrosses, et l'on croirait revivre dans un Versailles rayonnant de lumière, sous un ciel oriental. On se souvient encore, à Lisbonne, d'une cérémonie dont la splendeur fut sans égale. Don Carlos, désireux d'assister aux funérailles de la reine d'Angleterre, avait résolu de confier la régence à la jeune souveraine. La remise des pouvoirs aurait pu se faire par un simple décret. Le roi en décida autrement, et elle eut lieu avec la pompe qu'eût comportée un changement de règne. La couronne en tête, vêtue d'un splendide habit de cour, assise sous le dais d'un carrosse antique traîné par six chevaux, la Reine traversa Lisbonne dans tout l'éclat de sa beauté rayonnante. Une multitude d'officiers, de chambellans lui faisaient cortège. Les douze grandes familles de très noble et très antique origine se mêlaient ce jour-là et par exception à la noblesse récente, qui paie au trésor public le droit de porter des titres. Tous s'unissaient pour offrir à la jeune souveraine ce tribut d'honneur et de respect. Arrivée aux Cortès, la Reine jura de respecter la constitution et de maintenir la foi catholique.

Avec de si brillantes qualités, c'en était assez pour plaire, pour charmer, pour gagner l'admiration d'un peuple chevaleresque, amoureux de la beauté et fasciné par la grandeur royale. La reine Amélie a voulu faire plus. Ces sujets, qu'elle avait conquis par sa grâce, elle a voulu se les attacher par ses bienfaits. Elle ne s'est pas contentée de sortir fréquemment de son palais des Nécessitades, de ses retraites pittoresques de Cintra ou de Cascaës, pour porter elle-même aux indigents, aux malades, les secours et les consolations, elle a voulu entreprendre une grande œuvre de préservation et d'humanité.

Tout d'abord, l'instruction publique étant très négligée en Portugal, — n'est-ce point le cas des pays où le soleil très beau et l'existence très facile invitent à l'indolence? — la Reine porta son attention intelligente sur la question de l'enseignement supérieur, et elle communiqua son amour ardent du progrès aux quatre Universités de Lisbonne, de Coïmbre, de Porto et de Braga.

Une noble émulation s'éveilla parmi les professeurs et gagna les élèves. Au sommet l'élan était donné, Marie-Amélie voulut affermir la base. Les écoles primaires se multiplièrent. Il en existe aujourd'hui six mille, tant laïques que congréganistes, pour cinq millions d'habitants.

Pousser au développement de l'instruction et à la diffusion de l'enseignement témoignait chez la reine Amélie d'une intelligence supérieure; à ces qualités solides elle en joint de touchantes. Comme la femme des Proverbes, elle est pitoyable aux malheureux et ses mains se tendent vers les déshérités. Son cœur de femme et de mère, pourquoi n'ajouterions-nous pas de Française, lui a fait choisir pour la combattre l'une des maladies qui font le plus de ravages dans tous les pays, spécialement dans la classe ouvrière : la tuberculose.

Mais, pour bien soigner ceux qui gémissent, il ne suffit pas d'être compatissant et généreux, il faut avoir la science de guérir et la pratiquer. Pour être mieux armée dans cette lutte contre le fléau, elle ne s'est donc point contentée de son dévouement, elle a voulu acquérir toutes les connaissances qui pouvaient éclairer son zèle et assurer le succès de ses efforts. Elle avait hérité du comte de Paris de l'amour des mathématiques et de l'histoire; elle a puisé dans son cœur le désir et le courage d'apprendre la science qui pouvait le mieux éclairer ses pas dans la lutte entreprise contre la phthisie. Son activité intellectuelle s'est tout particulièrement portée sur les questions médicales et plus spécialement sur les questions d'hygiène. Elle ne dédaigne pas d'assister aux cours de la Faculté de médecine, de ceindre son beau corps du tablier des infirmières, de porter ses regards purs sur les plaies hideuses, de respirer les miasmes délétères des chambres infectées par les phthisiques. Ce n'est certes pas un spectacle banal que celui d'une Reine s'efforçant d'acquérir ainsi toutes les connaissances nécessaires à la direction et au perfectionnement de ses œuvres antituberculeuses. On n'ignore pas que ces patientes études ont été sanctionnées naguère par un diplôme de doctorat, mais ce qu'on ignore peut-être, c'est le sujet de sa thèse. Après avoir coordonné les nombreux documents que, de longue date, elle travaillait à réunir, elle l'a écrite sur ce palpitant sujet : « la tuberculose ». A l'heure actuelle, après avoir ceint le diadème royal, elle a le droit de se parer d'une coiffure plus modeste, emblème de science et de dévouement, la toque des docteurs.

Très curieuse des innovations pratiques, la reine Amélie s'intéresse passionnément à toutes les expériences ayant trait à la tuberculose. Elle suivit naguère, avec grande attention, les inoculations de sérum faites en Gironde, sur les bovidés, chez le marquis de Castellane. Mise en communication avec l'inventeur, un médecin de la région, par la duchesse douairière d'Uzès, elle envoya auprès de lui son mandataire spécial, M. Almada Negreiros, qui se trouvait être en mission à Paris. Celui-ci relata à sa souveraine les curieux résultats de l'inoculation et tous les détails réclamés par son amour de la science, détails longuement reproduits dans les numéros d'*O Seculo* de Lisbonne des 15 et 20 septembre et du 2 octobre 1905. Comme on le voit, la reine Amélie ne néglige aucune occasion de s'instruire et s'intéresse aux moindres expériences antituberculeuses.

Elle met à profit ses fréquents voyages à l'étranger pour agrandir et compléter ses notions scientifiques. Les progrès de la médecine française lui tiennent plus particulièrement à cœur. Elle honore d'une confiance toute spéciale certains de ses représentants les plus éminents. Il n'est pas un seul de ses voyages à Paris qu'elle n'ait utilisé pour acquérir des notions plus étendues et plus complètes. On se souvient que, lors de son séjour chez son oncle, le duc de Chartres, il y a quelques années, poursuivant son but charitable, elle visita très longuement l'hôpital d'Ormesson. Plus récemment encore, le 18 décembre 1904, s'arrachant aux charmes des réceptions mondaines, accompagnée du très distingué médecin de la cour, le docteur Don Antonio de Lencastre (1), elle a visité longuement l'hospice des jeunes tuberculeuses de Villepinte. Le président de l'œuvre, le vicomte d'Harcourt, lui fit les honneurs de l'établissement. La Reine fut frappée du calme « des grandes malades », de la gaieté « des petites malades », se livrant à leurs jeux ou se promenant, sous la surveillance protectrice et souriante des bonnes Sœurs de Marie Auxiliatrice, les instigatrices de l'œuvre, dont le dévouement est au-dessus de tout éloge. La séparation des jeunes tuberculeuses suivant les différents degrés de la maladie, la cure d'air, le jardin d'hiver, le traitement moral, l'intéressèrent particulièrement, comme l'écrivait la directrice. Avec cette charité intelligente qui la caractérise, elle saisit l'importance du double bienfait compris depuis si longtemps à Villepinte, je veux parler de

<hr>

(1) Nous adressons ici nos bien vifs remerciements à l'éminent docteur Don Antonio de Lencastre, médecin de la cour de Portugal, pour l'aimable empressement qu'il a mis à nous procurer de nombreux et très importants documents, et aussi pour l'envoi de ses remarquables travaux sur l'œuvre fondée par la reine Amélie, dont il est le secrétaire général, travaux qui nous ont été d'un si précieux secours, et auxquels nous avons fait de nombreux emprunts.

l'hospitalisation donnée aux malades de la dernière période, dont, pendant tant d'années, on a fait un grief à ce sanatorium-hôpital. Aujourd'hui, on comprend que procurer une mort douce à ces pauvres enfants n'est pas seulement une charité personnelle, mais encore un moyen de sauver les familles, en éloignant d'elles un principe si actif de contamination.

Le plus beau titre de gloire de la souveraine, son œuvre capitale, c'est la lutte qu'elle a entreprise contre la tuberculose, dont les progrès en Portugal devenaient effrayants. Des dispensaires, des sanatoria, des hôpitaux, ont, de toute part, été installés par ses soins. A l'heure actuelle, deux grandes associations concourent au soulagement des phthisiques et à la sauvegarde des lymphatiques et des scrofuleux. Ce sont la *Liga nacional contra a tuberculose* et surtout l'*Assistencia nacional aos tuberculosos*. Elles sont nées à peu près à la même époque, et travaillent au même but, mais par des moyens différents. Toutes les deux évoluent sous « os olhos da real benignidade », comme le disait dans un style imagé le délégué de l'Assistance nationale, M. Guillaume da Silva Jones, au congrès antituberculeux de Vianna do Castello, en septembre 1902. La « Ligue nationale » a un rôle théorique et scientifique. L' « Assistance nationale » la complète par une action éminemment pratique. Cette dernière tient plus particulièrement « aux fibres maternelles » de la Reine, sa fondatrice et sa présidente perpétuelle. Elle est l'objet de ses vives sollicitudes, et c'est à l'étude, à la fondation et au développement de cette grande œuvre humanitaire qu'elle a appliqué toute son activité. Nous allons décrire un peu sommairement le fonctionnement de cette grande association.

Ce fut le 11 juin 1899, dans la salle du Conseil d'Etat, au ministère du royaume, que la reine Amélie, en présence d'un grand nombre d'invités, jeta les bases d'une association, résultat de ses longues études, et qu'elle appela *Assistencia nacional aos tuberculosos*. Dans son discours d'ouverture, elle s'exprima en ces termes :

« Depuis plusieurs années mon plus grand désir est de me dévouer au service des tuberculeux, affligée par tout ce que je voyais chez les pauvres, dans les hôpitaux que je visitais, et encore par les misères que je connaissais par d'innombrables pétitions, et où la phthisie apparaissait toujours comme la note la plus sombre. Parmi nous doivent se trouver quelques-uns de ceux qui, à ce moment-là, m'ont aidée à étudier la question. Mais alors, mille difficultés se sont levées, et l'idée n'était pas assez vulgarisée pour permettre de m'adresser à vous, comme je le fais aujourd'hui, afin de réaliser mon grand dessein.

« Aujourd'hui, la situation est différente. L'expérience est faite et en grand dans presque tous les pays civilisés ; et je suis certaine que le Portugal suivra sa tradition de bienfaiteur en acceptant leur exemple.

« N'ayant pas besoin de vous peindre l'affreux tableau de la plus mortifère et de la plus fréquente des maladies, parce que vous tous, vous aurez assurément senti de bien près son douloureux passage, je dirai tout simplement que je vous ai réunis ici pour fonder une association dans laquelle je désirerais voir entrer tous les Portugais et que j'appellerai *Assistance nationale aux tuberculeux*. Notre dessein est grand, malheureusement les ressources sont bien faibles. Je voudrais, s'agissant de la tuberculose :

« 1° Construire des hôpitaux maritimes, pour y modifier l'organisme des enfants qui seront plus tard les victimes préférées de la maladie.

« 2° Fonder des sanatoria dans un climat de montagne et d'altitude, pour le traitement des tuberculeux curables.

« 3º Établir dans tous les chefs-lieux de district des instituts qui serviraient non seulement pour l'étude du traitement de la phthisie, mais de secours aux malades qui ont à travailler pour subvenir aux besoins de leur famille ; secours traduits en subsistances, applications thérapeutiques et conseils d'hygiène.

« 4º Et surtout instituer des hôpitaux pour phthisiques, destinés aux incurables, pour soigner ce grand mal que nous tous regrettons et qui consiste dans la promiscuité des phthisiques avec les autres malades, auxquels ils transmettent le terrible fléau.

« Mon intention est de commencer à combattre ce fléau, en construisant des hôpitaux près des trois villes de Lisbonne, du Porto et de Coïmbra, dans un site conseillé par les techniques, pouvant plus tard, lorsque les ressources le permettront, étendre ce bénéfice à d'autres villes. Le bénéfice sera double : pour les phthisiques, qui seront en meilleure condition pour leur état, pour les infirmes des autres hôpitaux et pour les familles des malades, qui ne courront pas le risque d'être infectés. La cause est si juste qu'elle ne peut manquer d'être bénie de Dieu.

« Je dois encore, au nom de l'œuvre, remercier S. M. le Roi, qui a voulu, démontrant sa généreuse protection, initier la souscription avec la somme de 10,000 milréis (soit 30,000 francs) ; S. M. la Reine D. Maria Pia et Son Altesse l'Infant D. Affonso, sur le bienfaisant concours de qui nous pouvons compter, et le gouvernement de Sa Majesté, qui généreusement désire s'associer à une si utile entreprise ;

« Recommander à l'estime de tous :

« 1º La bienfaisance de MM. Biester, fondant l'hôpital maritime de Parede ;

« 2º L'initiative parlementaire de M. le député Moreira ;

« 3º La bonne volonté et la haute intelligence de la Société des Sciences médicales, étudiant le problème de l'hospitalisation des tuberculeux ;

« 4º Et encore l'Œuvre des Cuisines économiques, due à l'initiative de la duchesse de Palmella, qui, ayant pour but de fournir au peuple qui travaille une meilleure alimentation, tend à éviter la tuberculose, qui tant de fois est le résultat d'une mauvaise nourriture ;

« 5º Et je n'oublierai pas non plus ce qui est dans la mémoire de tous, l'apostolat de Sousa-Martins pour le traitement des phthisiques par l'action bienfaisante des climats ; et, pour qu'on n'oublie jamais celui qui a tant travaillé pour le bien de nos pauvres phthisiques, je désire que le premier hôpital construit par notre association porte le nom de Sousa-Martins. »

Ainsi parla la Reine. Le conseiller José Luciano de Castro, président du conseil des ministres, dans un bref discours, dit que cette journée était un vrai triomphe. Il ajouta qu'il allait saisir les Chambres d'un projet de loi portant l'ouverture d'un subside pour la réalisation de la grande entreprise que la reine Amélie avait prise à cœur.

La loi du 17 août 1899 vint consacrer définitivement la fondation de la nouvelle association. Rapportée à la Chambre des députés, le 13 juillet 1899, par le professeur Moreira Junior, et, à la Chambre des pairs, le 19 juillet, par le Dr Pereira Dias, elle fut approuvée à l'unanimité. Cette loi n'avait pas pour but de substituer l'action du gouvernement à celle de la Reine, mais uniquement d'aider et de seconder les travaux généreusement entrepris par Sa Majesté.

Comme l'État n'était pas le seul à partager les bénéfices de l'assistance, le législateur réunit pour un même concours les trois éléments de l'organisation sociale :

Etat, municipalité et paroisse, par l'entremise des instituts de bienfaisance. Il imposa à chacun une part de sacrifices en faveur de cette nouvelle croisade.

Les fonds de cette provenance, augmentés d'autres revenus éventuels, se décomposent de la manière suivante : 1º un subside annuel de l'Etat de 20,000 milréis, soit 60,000 francs ; 2º les subsides des municipalités ; 3º la dixième partie du revenu ordinaire que les instituts de piété sont tenus, aux termes de l'article 253 du code administratif, d'appliquer aux actes et établissements de bienfaisance ; 4º un pour cent des cotisations des associés ou associations récréatives, desquelles feraient partie quelques jeux ; 5º le produit des amendes, auxquelles les lois ou les règlements généraux ou districtaux donneront cette application.

Les subsides des municipalités sont inscrits dans les budgets respectifs et garantis spécialement par les fonds de la viation municipale. Le gouvernement fixe la part contributive des municipalités de Lisbonne et du Porto. Le produit de l'impôt sur les associations récréatives est touché comme les contributions directes de l'Etat.

Ainsi fut établi le budget de la nouvelle association. A ces diverses ressources vinrent s'ajouter des souscriptions très importantes recueillies en Portugal et au Brésil. Le 28 septembre 1899, à l'occasion d'une fête donnée à la légation portugaise de Rio-de-Janeiro, Mᵐᵉ Amelia Lampreia recueillit spontanément la somme de 60,000 milréis en monnaie brésilienne, représentant environ 180,000 francs.

L'*Assistencia* (1) *nacional aos tuberculosos* est fondée et légalement constituée. La Reine nous a, dans son discours, très clairement indiqué son but. Nous

____

(1) *Assistencia nacional aos tuberculosos,* par le professeur Don Antonio de Lencastre. — rapport adressé au congrès britannique de la tuberculose.

allons voir maintenant par quels moyens elle l'a atteint.

L'exposé des statuts de la Société nous donnera un aperçu très complet du fonctionnement de cette grande association.

Par l'initiative de S. M. la Reine Amélie, et sous sa présidence perpétuelle, une Société portugaise de bienfaisance est instituée, avec la dénomination d'*Assistance nationale aux tuberculeux*, pour exercer son action dans le continent du royaume, îles adjacentes et possessions d'outre-mer, laquelle aura son siège à Lisbonne.

L'Assistance nationale aux tuberculeux a pour but spécial :

Etablir des hospices, asiles ou infirmeries pour les phthisiques, afin d'amoindrir leur souffrance et d'empêcher la contagion dont ils peuvent être cause ;

Construire des sanatoria pour le traitement des tuberculeux guérissables ;

Créer des hôpitaux maritimes pour les enfants scrofuleux, ou disposés, par quelque tare héréditaire ou vice nutritif acquis, à gagner la tuberculose ;

Etablir des instituts régionaux d'observation, d'étude ou de traitement de la tuberculose et de distribution de secours aux souffrants de cette maladie et à leurs familles ;

Centraliser tous les moyens d'action préventifs de l'augmentation de la tuberculose, capables d'amoindrir ses effets, ou tendant à faire pratiquer les règles de l'hygiène.

Les établissements créés par l'Assistance nationale aux tuberculeux pourront être aux frais de la Société, ou livrés, après leur organisation, aux administrations des hôpitaux de l'Etat, des corporations administratives ou des associations de charité.

Seront considérés comme *associés* de l'Œuvre ceux qui, ayant adhéré aux statuts, aideront à la réalisation des buts sociaux et seront par délibération du Conseil central inscrits sur une des classes suivantes :

Fondateurs, ceux qui ont assisté à la séance préparatoire du 11 juin 1899, ou y ont adhéré ; *effectifs*, ceux qui, après la constitution de la Société, contribueraient au moins avec la cotisation annuelle de 2 milréis 400 réis, soit 6 francs ; *bienfaiteurs*, *titulaires* et *donateurs*, ceux qui auraient souscrit une cotisation annuelle allant de 24 à 120 milréis, soit de 72 francs à 350 francs.

Les associés de l'Assistance nationale aux tuberculeux auront une assemblée générale ordinaire tous les ans, le 14 novembre, pour la discussion des rapports du Conseil central et du Conseil de surveillance. La convocation sera annoncée dans les journaux de Lisbonne, Porto et Coïmbra.

La gestion administrative de l'Assistance nationale est dévolue à un *Conseil central*, dont la reine Amélie a bien voulu accepter la présidence perpétuelle, et dont feront aussi partie : le second président, le marquis de Praia et de Montfort ; deux vice-présidents, José Maria dos Santos et José Joaquim da Silva Amado ; deux secrétaires, Carlos Roma du Bocage et Guilherme Maria da Silva Jones, et encore un secrétaire général, le professeur Don Antonio de Lencastre ; un trésorier, Antonio Augusto Pereira de Miranda ; un avocat, Vicente Rodriguez Monteiro, et quatre membres, le comte de Sabugosa, Joao Henrique Ulrich, José Curry da Camara Cabral, Pecquet Ferreira dos Anjos, renouvelés tous les trois ans, exception faite du secrétaire général, du trésorier, de l'avocat, dont les fonctions sont permanentes.

L'inspection économique et la vérification annuelle des comptes de l'administration seront exercées par le Conseil de surveillance, composé de trois membres, nommés par l'assemblée générale : ce sont, à l'heure actuelle, Antonio do Carvalho Monteiro, Francisco de Oliveira Feijao, Manoel de Castro Guimaraes.

La direction du service et l'exécution des délibérations prises par le Conseil central sont déléguées à une commission exécutive, à laquelle préside le secrétaire général et dont feront partie le trésorier et trois membres du Conseil.

Le Conseil central se réunit tous les mois et la commission exécutive au moins une fois par semaine. Ils nomment pour les aider deux commissions, l'une de *propagande bienfaisante*, l'autre de *conseil technique.*

La commission de *propagande bienfaisante,* dont le roi Carlos a accepté la présidence, et dont la vice-présidence est échue à José Curry da Camara Cabral, se compose de deux secrétaires, Alfredo Luis Lopes, Fréderico Palha, de dames, médecins, écrivains, orateurs et autres personnes de distinction et de charité reconnues qui pourront mieux faire réussir les demandes d'aumônes et l'organisation de fêtes de bienfaisance, ainsi qu'établir et maintenir les moyens de divulgation des préceptes d'hygiène et de prophylaxie contre la tuberculose. Tout ce que la capitale compte de plus illustre, de plus respectable, de plus influent, dans les sciences, les arts, les lettres, l'armée, la marine, le commerce, l'agriculture, a tenu à faire partie de cette commission.

Le *conseil technique* est constitué par des médecins, un ingénieur, un architecte. Il donne son avis sur les conditions des établissements à instituer et à organiser. Il a pour président Alfredo da Costa, pour secrétaire Sebastiao Cabral Sacadura, pour membres Alfredo de Figueiredo, Antonio Duval Telles, Carlos Bello de Moraës, Carlos Tavarés, Fernando de Serpa, José Luis Monteiro.

L'Assistance nationale organise des « succursales » dans les villes du Porto et de Coïmbra et des « délégations » dans les capitales des autres districts et des provinces d'outre-mer. Dans les sièges des communes et dans les paroisses, il y aura un représentant technique et de charité,

Le capital où les fonds de l'Assistance nationale seront constitués par ses établissements, dotations de services créés et organisés avec le produit de la souscription initiale et sa continuation, capitalisation des revenus effectifs et des soldes de la recette ordinaire, ainsi que des héritages, des legs et donations importants, faits avec cette application. Les cotisations et les souscriptions des associés et auxiliaires, les pensions de malades, le produit des aumônes et des fêtes, des contributions périodiques et la subvention résultant de la loi du 17 août 1899, les revenus non capitalisés et ceux des fonds et capitaux de la Société, seront la recette ordinaire destinée aux dépenses courantes et à celles des établissements à sa charge.

Les fonctions des comités, conseils, commissions, succursales et délégations et celles de représentation locale sont toutes exercées gratuitement.

La commission de *propagande bienfaisante* ayant un rôle des plus importants, nous allons nous étendre un peu plus longuement sur ses attributions. Elle a pour but de veiller avec zèle aux intérêts de l' « Assistance »; d'organiser des fêtes de charité à son profit; de provoquer l'augmentation des recettes au moyen de dons et de quêtes; de faire l'étude et la statistique de la tuberculose en Portugal; d'arrêter les conditions hygiéniques et prophylactiques à opposer au développement de la phthisie; d'établir et d'employer tous les moyens de divulgation des principes arrêtés par les sous-commissions, de manière à instruire le public sur la mission de l'Assistance nationale.

Afin de mieux remplir son but complexe, elle fonctionne au moyen de sous-commissions, chargées chacune d'attributions spéciales, et elle délègue à son bureau l'exécution des travaux généraux. Ces sous-commissions sont au nombre de six, à savoir :

.La sous-commission *des zélateurs*, chargée de défen-dre les intérêts de l'association dans toutes ses bran-ches d'action, en surveillant particulièrement l'exécu-tion, de la part du public, des préceptes établis, en indiquant aux commissions respectives les omissions trouvées, et en proposant tout avis utile à la réalisation du but qu'elle se propose. Elle a pour président Son Eminence le cardinal patriarche de Lisbonne, pour vice-présidente la Duchesse de Palmella, et pour secré-taires Joao de Alarcao, Alberto de Moraës Carvalho ; elle compte en outre six cents membres.

La sous-commission *des fêtes de bienfaisance* organise les fêtes et centralise les fonds recueillis. Elle a pour président le comte de Sabugosa et pour secrétaires Maria do Patrocinio de Almeida, Nuno Quériol, Arthur da Costa Pinto, et compte environ cent cinquante mem-bres.

'La sous-commission *des quêtes* organise les quêtes, dans le but d'augmenter les ressources de la Société. Elle emploie les moyens qu'elle juge le plus aptes à entraîner la générosité de tous les citoyens. Elle a pour président Fréderico Palha, pour secrétaires D. Maria de Sousa Brederode, D. Mariana Ribeiro de Carvalho, Yago, Carlos Martins do Rege, qui sont assistés de cent cinquante membres.

La sous-commission *de divulgation* est chargée du travail de publicité pour faire connaître dans tout le pays le but de l'Assistance, ses moyens d'action et son objectif ; de vulgariser les notions scientifiques sur la tuberculose ; d'engager à l'observation des préceptes hygiéniques, de stimuler le concours de tout le monde par la pratique ou par les dons ; de recommander les fêtes de bienfaisance. Elle a pour président José Curry da Camara Cabral et pour secrétaires Alfredo Luis Lopez, José Fernandes da Costa, et, en outre, une centaine de membres. A ce propos, on ne saurait assez louer le rôle de la presse portugaise, qui a publié avec la plus grande générosité une quantité innombrable d'articles pour divulguer les notions d'hygiène.

La sous-commission *d'études et de statistique* a pour but de mettre en évidence les particularités diverses des cas de tuberculose, constatés dans les différentes localités du pays. Elle a pour président Manoel Moreira Junior, pour secrétaire Arthur Ravara, et pour membres Augusto de Vasconcellos, Vago, José Damas Mora, Zeferino Falcao. On lui doit la confection d'une carte géographique du royaume indiquant, par la nuance d'une couleur déterminée, la fréquence de la tuberculose dans les diverses régions du pays.

La sous-commission *de prophylaxie* étudie les mesures d'hygiène privée et sociale destinées à combattre la tuberculose dans le pays ; elle établit les règles et instructions prophylactiques à l'usage général et en surveille le plus possible l'exécution. Présidée par Ricardo Jorge, elle a pour secrétaire José de Almeida, et pour membres Anibal Betencourt, Ayres Kopke, Custodio Cabeça, Henrique Mouton.

Chargée de vulgariser les notions scientifiques sur la tuberculose, engageant à l'observation des principes hygiéniques, elle s'adresse tout spécialement aux médecins, les stimulant à ce nouveau et véritable apostolat d'autant plus ardu que l'ignorance et la négligence de la clientèle sont grandes. Elle leur envoie des mémorandums, dans lesquels sont exposées la généralité et même les minuties du règlement à suivre, en insistant sur les avantages qu'il y a à faire le diagnostic précoce de la phthisie, en rappelant les moyens de l'obtenir, et aussi en insistant sur la nécessité de convaincre les malades de l'utilité des crachoirs portatifs qui évitent la dissémination et la dessication des crachats. Elle a recours aussi aux professeurs et aux curés.

La vulgarisation des crachoirs collectifs, même comme un moyen préventif, a permis à la commission d'en faire rendre obligatoire l'usage dans les édifices de l'Etat, écoles, collèges, théâtres, clubs, hôtels, cafés, casernes, fabriques, marchés, etc... Elle aussi demande à tous les citoyens de ne pas cracher par terre, dans les véhicules et les maisons et même dans les rues. A sa demande, le balayage de ces dernières et des lieux publics n'est exécuté que pendant la nuit, après un abondant arrosage. Elle a fait confectionner pour les villes où la désinfection est difficile des crachoirs en métal, avec une lampe en dessous. De cette façon, le liquide du récipient est bouilli avant qu'on le vide.

Elle a rendu obligatoire pour les médecins la déclaration de tous les cas de tuberculose avérée, en leur facilitant le diagnostic bactériologique des cas douteux. La désinfection des logements laissés par les phthisiques est également obligatoire, et un service d'information au public garantit l'innocuité de ces habitations.

Elle a obtenu une rigoureuse surveillance de la viande et du lait ; elle fait une grande propagande contre l'alcoolisme, et recommande la surveillance du travail des mineurs dans les fabriques, les ateliers de couture et autres établissements analogues.

La propagande prophylactique est faite au moyen de conférences publiques, de journaux et d'almanachs; par la distribution à profusion de brochures (1) très bien comprises, telles que *Cartilha de preceitos para a defesa individual da tuberculose, Instrucções populares contra a*

---

(1) *A tuberculose : defeza individual*, par J. Curry da Camara Cabral.

luberçulose, Aphorismos populares para a defesa contra a tuberculose, exposant d'une façon très claire et très complète les dangers de la contagion et les moyens de l'éviter ; par l'apposition de grandes affiches dans tous les lieux fréquentés, tels que véhicules, cafés, hôtels.

Tel est, décrit un peu sommairement, le fonctionnement de l' « Assistance nationale aux tuberculeux » dans la ville de Lisbonne. Le but de cette œuvre bienfaisante étant de s'étendre à tout le pays, le Conseil central a créé, pour lui donner une aide plus efficace, des succursales à Porto et à Coïmbra ; des délégations à Bragança, à Faro, à Béjà, à Evora, à Funchal, à Guarda, à Lamezo, à Portalègre (1), à Vianna do Castello et à Viseu.

L'objet des succursales et des délégations, ainsi que leurs statuts et règlements, sont les mêmes que ceux de l' « Assistance nationale », dont nous avons décrit le fonctionnement dans la ville de Lisbonne. Elles doivent bâtir des sanatoria, créer des hôpitaux maritimes pour enfants scrofuleux ; fonder des instituts ou dispensaires pour l'étude ou le traitement de la phthisie, la distribution des secours ; faire de la propagande et divulguer les règles de l'hygiène. Elles ont l'administration autonome des établissements qu'elles ont créés, et dont elles ont fait les frais. Leur juridiction est celle de leurs districts respectifs. La gestion administrative et financière de chaque succursale et délégation est commise à une commission exécutive, composée d'un président, l'évêque du diocèse, d'un vice-président, de deux secrétaires, d'un trésorier, élus annuellement par l'assemblée générale. Celle-ci nomme une commission de propagande, qui se subdivise en sept sous-commissions de même nature que celles de l' « Assistance nationale ».

La *succursale de Coïmbra* a pour président Don Ma-

____

(1) *A tuberculose : no concelho de Portalègre,* par Rodriguez de Gusmao.

noel, évêque ; pour vice-président, Dr Manoel Pereira Dias ; comme secrétaires, Dr Manoel, Pires da Silva ; trésorier, José Maria dos Santos ; membres, Dr Manoel da Costa, Dr Joas Correia da Silva.

La *succursale de Porto* est présidée par Don Antonio Barroso, évêque. Elle a pour vice-président le conseiller Venceslau de Lima ; comme secrétaires, Dr Clemente Pinto, Dr José Thomas Ribeiro Fortes ; trésorier, José Xavier.

La *délégation de Béja* a pour président Don Antonio Xavier, évêque ; pour vice-président, le vicomte da Boa Vista ; secrétaires, Conego Anca, le Père Antonio Moita ; membres, Vago, Dr Francisco Garcia ; trésorier, le Père Amadeu Fortes Ruas.

La *délégation de Braga* est présidée par l'archevêque Primaz. Le vice-président est Don Thomas de Vilhena ; les secrétaires, Xavier da Cunha, Dr Joao Teixeira da Silva ; trésorier, le vicomte do Paço de Nespeira.

Délégation de Bragance : président, Don José Alves, évêque ; vice-président, le conseiller Abilio de Madureira ; membres, Dr Antonio Gonçalves Braga, Dr Guilherme Fernandez Braga ; secrétaires, Delfim Dieirto, Conego da Costa ; trésorier, Luis Lopez dos Santos.

Délégation de Evora : président, Don Augusto, archevêque ; vice-président, Dr Francisco Fragoso ; membres, le vicomte da Ervedeira, Dr Adriano da Silva Monteiro ; secrétaires, Dr José Lopez Marçal, Dr José Cardoso ; trésorier, Julio Machado.

Les délégations de Faro, de Funchal, de Guarda, de Lamezo, de Portalègre, de Vianna do Castello, de Viseu, ont une commission exécutive composée de la même façon que les précédentes ; le président est l'évêque ou l'archevêque du diocèse.

Les succursales et les délégations sont entrées dans une large période d'activité ; elles prêtent le plus précieux appui au Conseil central, en recueillant des secours et des legs très importants. Tel est le rôle de l' « Assistance nationale aux tuberculeux » et de ses annexes les succursales et les délégations de province. Nous allons voir maintenant comment, sous la vigoureuse impulsion de la reine Amélie, le Comité technique a réalisé la plus importante partie de son programme.

Dans l'espace de cinq années, de nombreux établissements ont été élevés, d'autres sont en plein agrandissement ou en pleine construction, certains sont encore à l'étude, mais ne tarderont pas à compléter le réseau prophylactique et curatif dont la Reine semble vouloir couvrir le Portugal. Nous allons décrire sommairement ces diverses fondations. Elles sont de deux ordres. Les premières s'adressent plus particulièrement aux enfants lymphatiques et scrofuleux, que l'on veut arracher aux atteintes de la phthisie. Les secondes concernent les malades à lésions tuberculeuses précoces ou avancées.

A l'œuvre antituberculeuse se rapportent :

Le sanatorium maritime d'Outao ;

Le sanatorium maritime de Carcavellos ;

Le sanatorium maritime de Caminha (en construction).

A l'œuvre tuberculeuse concourent :

Le dispensaire de Lisbonne ;

Le dispensaire de Porto ;

Le dispensaire de Bragance ;

Le dispensaire de Faro ;

Le dispensaire de Vianna do Castello ;

Le dispensaire de Barcellos (en construction) ;

L'hôpital suburbain de Portalègre ;

Le sanatorium de Hohenlohe, à l'île de Madère ;

Le sanatorium Sousa-Martins ;

L'institut central Reine-Amélie ;

L'hôpital de repos de Lisbonne.

Le rôle des sanatoria maritimes sera de soustraire aux atteintes de la tuberculose les enfants lymphatiques et scrofuleux, par l'air, la lumière, la bonne alimentation.

Sanatorium d'Outao.

Le plus important de tous est le sanatorium « d'Outao (1) ». Inauguré solennellement le 6 juin 1900, il fut à l'origine installé dans le vieux château royal de ce nom. Il contenait, au début, 36 lits ; par suite d'agrandissements très importants sous l'habile direction de l'ingénieur José Abécassis Junior, ce nombre fut porté à 70 pendant les années 1902-1903. Il peut, à l'heure actuelle, en contenir 150. Il reçoit des enfants pauvres du sexe féminin de quatre à douze ans. Situé à l'embouchure du Sado, dans une ancienne forteresse dont les remparts battaient autrefois de leurs feux le port de Sétubal, il a l'aspect d'un vieux donjon attenant à un château fort. Placé dans une situation admirable, il a été installé avec le concours de médecins expérimentés dans les conditions les plus avantageuses à l'hygiène des petites malades. Les dispositions intérieures correspondent aux dernières exigences de la science : murs vernissés, permettant un facile lavage antiseptique, dallage du sol, parquets cirés, ventilation bien assurée, lits sans rideaux, en fer et peints en blanc, pouvant être désinfectés ; sièges en bois vernis, chambres très aérées,

---

(1) *O Sanatorio d'Outao*, par le docteur de Lencastre, et *Memoria descriptiva et justificativa do Sanatorio d'Outao 1901,* par José Abécassis Junior.

vaste salle à manger, tables en marbre, filtrage des
eaux, repas abondants, lait trait sur place pour les enfants les plus chétifs, éclairage par incandescence : voilà
ce qui frappe les visiteurs de ce sanatorium. Il fait
l'isolement, est fermé aux maladies infectieuses, et offre,
avec le grand air de l'Océan, toutes les améliorations
modernes et une surveillance incessante sous la direction permanente d'un médecin. Situé au bord de la
mer, quoique dans le voisinage de la ville de Sétubal,
et non loin du château de la « Commenda », domaine
de M. le comte d'Armand, il semble éloigné de toute
grande ville, car on n'aperçoit à l'horizon, dans un
rayon de plusieurs kilomètres, aucune cheminée d'usine.
Au nord et vers l'ouest, les montagnes de l'Arrabida
coupent le vent d'hiver. La mer est calme la plus grande partie de l'année et les tempêtes ne s'y font sentir
qu'exceptionnellement. La température est douce ; en
hiver, elle se maintient entre + 13° et 15. Les brouillards
sont très rares. L'air marin contient de fortes proportions de chlorure de sodium, d'iode, de brome et est
fort riche en ozone. Tout concourt ici à la régénération
des petites malades ; elles passent la majeure partie de
la journée au dehors, assises sur les grandes terrasses
du sanatorium ou sur la plage. Elles retirent le plus
grand bénéfice de cette atmosphère marine, qui, par
les éléments qu'elle contient, devient un excitant direct
de l'activité cellulaire. Le programme de la journée est
ainsi établi : à 6 heures, lever ; à 7 heures, bain ordinaire, ou bain de mer à la saison ; à 8 heures, petit déjeuner ; à 9 heures, récréation à l'air libre ; de 9 heures
à 11 heures, exercices d'instruction ; de 11 heures à
midi, déjeuner ; de midi à une heure, récréation à l'air
libre et à l'ombre ; de 1 heure à 3 heures, occupations
manuelles et jeux ; à 3 heures, goûter en plein air et
à l'ombre ; de 3 heures à 6 heures, cure d'air, gymnas-

tique respiratoire, promenade ; à 6 heures, diner ; à 8 heures, coucher.

Les exercices religieux, qui paraissent indispensables dans un établissement d'enfants et en particulier de filles, n'ont pas été négligés. Ils ne doivent pas être cependant, par leur durée ou leur fréquence, une cause de fatigue ou d'inobservance du règlement. Au lever et au coucher, et dans les salles de travail, une courte oraison est faite en commun. Avant et après chaque repas, les petites malades font le signe de la croix ; les dimanches et les jours de fête, elles entendent la messe. Celles qui n'appartiennent pas à la religion catholique trouvent dans le sanatorium toutes les facilités pour pratiquer leur culte.

Dans un article publié, en 1900, dans la brochure *O Sanatorio d'Outao*, le docteur Alfredo da Costa donne les indications suivantes sur le projet d'agrandissement et d'aménagement de ce sanatorium, qui allait être incessamment mis à exécution. Ce sera, dit-il, un vaste édifice, de 115 mètres de long, élevé à côté de la grande batterie de la Tour. La façade principale sera orientée du côté de la mer, dont elle ne sera éloignée que de quelques mètres ; la face opposée sera abritée des vents du nord par les contreforts de l'Arrabida.

Il pourra loger de 128 à 150 enfants des deux sexes, avec des services complètement séparés. Il comprendra deux pavillons : dans le premier, on installera les réfectoires, salles d'études et de récréation ; dans le second, seront les dortoirs, etc. Les chambrées comprendront chacune 16 lits. Le cube d'air sera de 480 mètres, soit 30 mètres par lit.

Ce sera un modèle d'aération pour un établissement hospitalier. La grande proximité de la mer, la pureté de l'air, jointes à ce système de ventilation, augmentent encore les magnifiques conditions d'installation, qui

pourraient paraître luxueuses, si elles n'avaient trait à
un établissement de cure d'air. La surface de chaque
chambrée étant de 100 mètres carrés, chaque lit de
malade dispose d'une superficie de 6 mètres.

La façade principale du sanatorium présentera 74
fenêtres, et la face postérieure, 51. La lumière pénétrera
ainsi à profusion dans les dortoirs. Les chambrées auront
chacune 7 fenêtres de 1 mètre de large sur 2ᵐ70 de
haut. La surface de la lumière sera ainsi de 19 mètres
par chambrée. Des dépendances, installées dans de petits
corps de l'édifice et reliées à l'établissement principal
uniquement par des passages, comprendront les lavabos,
armoires, salles de bains. Au milieu de chaque groupe
de deux chambrées, se trouve l'installation des gardiens
pour la surveillance des enfants pendant la nuit.

Pour prévenir tout danger d'incendie, le sanatorium
est divisé en trois corps distincts séparés par des garde-
feux. Sur le haut de l'édifice, se trouveront de grandes
terrasses servant de promenade et de lieu de récréation
pour les enfants, qui pourront y passer une grande partie
de la journée. Quand le temps sera humide, ou que le
vent soufflera, elles se réuniront dans un vaste espace,
au nord de la Tour, où se trouvera aménagé un jardin
d'hiver, avec jeux et appareils de gymnastique propres
au développement physique.

Le lait de vache entrant dans une grande proportion
dans l'alimentation des enfants lymphatiques, on installera avec le plus grand soin une laiterie. En outre, à
l'entrée de la Tour, on construira un lazaret, où les
enfants nouvellement admis feront une quarantaine, et
où seront isolés les malades atteints de diphtérie, va-
riole, scarlatine... Dans une infirmerie spéciale, seront
placés les enfants atteints de lésions non contagieuses.

A l'heure actuelle, toutes ces indications d'agrandissement, qui étaient à l'état de projet en 1900, sont en

grande partie exécutées. Le sanatorium d'Outao n'est pas un établissement pour tuberculeux, mais contre la tuberculose. Il a pour but de la prévenir par l'action de l'air, de la lumière, de la bonne alimentation, en réparant les faibles, les abattus, les lymphatiques, tous ceux enfin qui menacent de se tuberculiser à la première visite de la contagion. Il y arrive par la bienfaisante atmosphère marine, par la puissance de la lumière solaire, qui inonde ce sanatorium, par l'alimentation bien dirigée, par la gymnastique respiratoire effectuée au moyen d'ascensions dans la montagne.

Le Dr Alfredo da Costa dit en terminant que la Reine de Portugal, Reine de charité, l'initiatrice de cette grande œuvre d'assistance, aura séché les larmes de centaines de mères, qui lui devront, en même temps que la vie de leurs enfants, une reconnaissance éternelle. Il est hors de doute, en effet, que ce sanatorium, le premier établissement de ce genre installé en Portugal, constitue une des plus grandes et des plus sympathiques manifestations de la croisade entreprise par l' « Assistance nationale aux tuberculeux ».

Examinons maintenant le mouvement clinique de ce sanatorium, d'après le rapport du directeur Alberto Calheiros, publié dans le *Relatorio do Conselho central e parecer do Conselho fiscal*, année 1902-1903. Nous y voyons qu'en 1903, Outao, malgré que l'installation ait été limitée aux dépendances de l'ancien château, contient 70 lits, et que, de juillet 1902 à juin 1903, il est passé une moyenne mensuelle de 37 malades. Dans le courant de 1903, 21 enfants sont sorties ; sur ce nombre, 19 étaient complètement guéries, 2 extrêmement améliorées et visiblement plus robustes. Toutes les autres ont gagné du poids et du développement physique, taille, augmentation du périmètre thoracique, pendant leur internat ; ce que démontre la planche nº 1 du *Relatorio*.

C'est donc 21 enfants lymphatiques offrant un terrain très favorable au développement de la tuberculose que le sanatorium maritime a guéries.

. Au tableau n° 2 du *Relatorio*, 30 juin 1903, on trouve 38 enfants en traitement ; sur ce nombre, 5 ont gagné 500 grammes, toutes les autres ont augmenté de 1 k. 200 à 17 kilos en poids; la taille s'est développée proportionnellement de 2 à 20 centimètres, la circonférence thoracique de 1 à 10 centimètres tant à l'inspiration qu'à l'expiration.

Dans la période de juin 1900 à juin 1903, il est passé dans le sanatorium d'Outao 97 enfants. On peut dire que 30 sont sorties guéries, 23 très considérablement améliorées ; toutes les autres ont aussi gagné en poids, taille et périmètre thoracique. La dépense de l'établissement, pour l'année 1902-1903, a été de 8,800 milréis 611 réis, ou, en monnaie française, 27,000 francs. Dans cette somme est comprise l'installation d'un nouveau pavillon, qui contient 32 lits et a coûté 2,517 milréis 161 réis, soit 7,000 francs.

Sur la proposition de la commission exécutive, le Conseil a résolu de distribuer les nouveaux logements de la manière suivante, afin de faire bénéficier tout le pays de cette croisade antituberculeuse. A chacune des succursales de Coïmbra et de Porto, 3 lits ; à chacune des délégations de Braga, Vianna do Castello, Bragança, Lamezo, Viseu, Guarda, Portalègre, Béja, Evora, Faro, 2 lits ; à chacun des journaux de Porto, *Commercio de Porto*, *Primeiro de Janeiro*, *Jornal de Noticias*, 1 lit.

D'après le *Relatorio do Conselho central*, 1903-1904, il est entré, pendant cette année, dans cet établissement 69 enfants, et il en est sorti 34, qui avaient obtenu d'importantes améliorations, que nous allons décrire en étudiant le rapport du directeur clinique, où sont indi-

quées les augmentations de poids et de taille des enfants
en traitement.

L'état sanitaire fut très satisfaisant. Sur une présence
mensuelle de 67 enfants, à peine 10 sont entrées à l'infirmerie; sur ce nombre, 5 étaient atteintes de légers
troubles gastro-intestinaux. Ces heureux résultats doivent
être attribués en grande partie au climat de la region,
qui est toujours tempéré. Les dépenses se sʳᵉⁿᵗ élevées
cette année-là à la somme de 9,518 milréis 12, réis, ou
29,000 francs. D'importants travaux ont été exécutés.
La continuation du nouveau sanatorium a été active-
ment poussée. Le pavillon central, contenant les infirmeries, a été fini. On peut, à l'heure actuelle, recevoir
130 enfants. Le troisième et dernier corps de l'édifice
principal a été commencé; de nombreuses améliorations
ont été apportées aux divers services de l'ancien établissement; on a construit, entre la Tour et le sanatorium
nouveau, un pavillon servant de salle d'attente et de
visite. .

En étudiant le rapport annuel de 1903-1901 présenté
par le directeur de l'établissement, le docteur Fernandes
Calheiros, on voit que l'inauguration du premier pavillon du nouveau sanatorium a augmenté considérablement le mouvement clinique. Le nombre des fillettes
admises est passé de 38 à 70. Toutes ces enfants portent
dans leurs antécédents héréditaires des tares tuberculeuses, syphilitiques ou scrofuleuses.

D'année en année, on peut constater la merveilleuse
influence de ce sanatorium sur les enfants atteintes de
scrofule qui y sont internées. Cette diathèse est un des
plus terribles fléaux de l'enfance; elle altère le fonctionnement de nombreux organes, par des déformations
diverses, des incapacités physiques, des dégénérescences,
et les prépare à la plus mortifère des maladies, la tuber-

culose, par la facilité avec laquelle se développera chez ces prédisposées le bacille de Koch.

La scrofule ganglionnaire est une des lésions qui sont le plus vite guéries par l'action de l'air marin et des bains de mer. Certains enfants, atteints d'eczéma de la face et du cuir chevelu, voient disparaître très rapidement ces lésions ; d'autres, affligés d'éruptions eczémateuses des narines, du conduit auditif et de certaines articulations, ont été considérablement améliorés. Très nombreuses aussi sont les fillettes qui voient leurs lésions oculaires, telles que conjonctivites, kératites superficielles ou interstitielles, s'améliorer ou même souvent guérir. Quelques cas de tuberculose osseuse, de paralysie infantile, d'incontinence d'urine nocturne et diurne, ont également trouvé un soulagement sensible au sanatorium d'Outao. On voit par cette énumération quelle bienfaisante influence exerce cet établissement sur les diverses manifestations de la scrofule.

Tous les enfants font usage des bains de mer pendant quatre mois environ et en reçoivent 75 à 95. Ils prennent, en outre, de l'huile de foie de morue et du phosphate de chaux. Sur les 31 petites filles qui sont sorties d'Outao, du 1er juillet 1903 au 30 juin 1904, toutes avaient gagné en poids et en développement physique, les unes très améliorées et visiblement plus robustes, les autres complètement guéries.

L'augmentation de poids a été de 3 à 16 kilos, avec une moyenne de 7 à 8 kilos. La taille s'est accrue de 5 à 20 centimètres. Sur les 73 enfants qui se trouvaient encore en traitement le 30 juin 1904, on constatait aussi une augmentation de poids allant de 1 k. 500 à 10 kilos, et de taille, de 5 à 15 centimètres.

En récapitulant, on voit que, depuis l'inauguration du sanatorium, en juin 1900, il a été admis 166 enfants à Outao et que 93 ont été guéries.

Le *Relatorio do Conselho central*, 1904-1905, n'ayant pas encore paru, nous ne pouvons relater le mouvement clinique pendant cette période. Le bulletin (1) de l'Assistance nationale aux tuberculeux du mois d'octobre 1906 nous donne le rapport de l'exercice 1905-1906. Voici en quels termes s'exprime le directeur clinique, le docteur Fernandes Calhéiros : A mesure que les années passent et qu'un plus grand nombre d'enfants fréquentent le sanatorium, la conviction s'ancre dans mon esprit que la scrofule est un des plus grands fléaux de l'enfant, non comme une cause directe de mort, mais par les infirmités, les déformations et incapacités physiques qu'elle entraîne. C'est un facteur important dans le développement de la tuberculose, et grâce à elle, le bacille de Koch se colonise rapidement. Il nous est donné de vérifier constamment que la phthisie de l'adolescence dérive de la scrofule de l'enfance, de même que celle-ci provient, en règle générale, de la phthisie des ascendants.

Indépendamment d'une mauvaise hygiène, ce sont principalement la misère et le travail trop précoce qui concourent à rendre cette maladie si fréquente chez les enfants, surtout quand le terrain est préparé par des tares héréditaires. Ils offrent un champ très favorable au développement de la tuberculose, qui, en général, débute par des manifestations légères et superficielles, pour continuer ensuite par des lésions pulmonaires et intestinales. Mais, si tous ces prédisposés sont transformés, au début, dans un milieu maritime et soumis à un traitement convenable, un grand nombre échappent à la tuberculose. C'est là la conclusion des magnifiques résultats que, pendant ces dernières années, on a pu

(1) *Tuberculose, Boletim da Assistencia nacional aos tuberculosos*, n° 2.

constater chez les petites filles scrofuleuses et lymphatiques admises à Outao.

L'expérience de tous les jours confirme, en effet, la bienfaisante influence qu'exercent l'air marin et les bains de mer sur la nutrition et le développement des enfants. Il est plus facile de prévenir les complications de la scrofule que de les guérir quand elles sont profondément ancrées; aussi, à la première manifestation du mal, on doit procurer à l'enfant le bénéfice du bord de la mer.

Le rachitisme est également une des maladies qui retirent une influence salutaire du traitement marin; mais il est nécessaire que les enfants y soient soumis aux premières atteintes, car alors on peut espérer la guérison. Tout au contraire, si les déformations sont anciennes, on n'obtient aucun résultat favorable : le traitement, à cette période, devient impuissant. Ce que l'on peut espérer de mieux, après deux ou trois ans d'internat, c'est que la maladie reste stationnaire et que les enfants deviennent plus robustes.

La suppuration n'est que très rarement une contre-indication à l'usage des bains de mer, comme on a pu le vérifier sur de nombreux enfants porteurs d'adénites et d'abcès scrofuleux en suppuration, et qui ont retiré les meilleurs résultats de ce traitement.

Le sanatorium maritime n'est pas l'unique moyen de combat contre la tuberculose, mais il figure au premier rang comme un des éléments de plus grande importance; c'est un moyen prophylactique d'une incontestable valeur. Il constitue un puissant facteur dans cette campagne humanitaire contre ce terrible fléau. Toutefois, il n'est pas infaillible et le traitement médicamenteux est aussi nécessaire, et on y a recours dans les diverses manifestations scrofuleuses. L'huile de foie de morue figure au premier rang des toniques, et, si on ne peut la considérer comme le spécifique de la tuberculose, c'est certainement le médicament le plus efficace pour combattre la scrofule. A Outao, tous les enfants en font usage, et, en règle générale, elle est très bien supportée.

Il est curieux de voir comment la mer exerce une action très favorable sur la nutrition et le développement. Ici, l'augmentation de poids et de taille évolue plus rapidement que partout ailleurs, proportionnellement aux mêmes âges et dans le même espace de temps ; cela tient à la merveilleuse influence de l'air marin, qui active les fonctions cellulaires.

Sur les 39 enfants qui sont sorties du sanatorium dans la période écoulée du 1er juillet 1905 au 30 juin 1906, 28 étaient complètement guéries, 10 améliorées, 1 mourut. Par le tableau joint au rapport, on peut voir que toutes avaient gagné considérablement en poids et taille. Celles qui étaient guéries sortirent sur la proposition du directeur, celles qui étaient très améliorées étaient réclamées par leur famille, celle qui mourut avait contracté une pleuro-pneumonie double à son entrée dans l'établissement, où elle ne séjourna qu'une quinzaine de jours.

En terminant son rapport, le Dr Fernandes Calheiros fait mention de la visite que firent au sanatorium d'Outao, le 23 avril dernier, un groupe de congressistes de la section XI du quinzième congrès international de médecine de Lisbonne. Il m'est très agréable, dit-il, de pouvoir assurer le Conseil central de l'Assistance nationale que tous emportèrent la meilleure impression pour la beauté de ce sanatorium, sa surprenante situation, ses admirables conditions hygiéniques, pour le bon ordre, la bonne mine et la gaieté des enfants, que tous les congressistes examinèrent attentivement.

La moyenne des petites filles ayant séjourné à Outao du 1er juillet 1905 au 30 juin 1906 a été de 70 à 75 par mois. Sur les 39 qui ont quitté l'établissement pendant cette période, l'augmentation de poids avait varié de 3 à 15 kilos, avec une moyenne de 8 kilos. L'accroissement de taille a été de 5 à 20 centimètres, avec une moyenne de 10 centimètres.

Le mouvement des enfants admises à Outao depuis son inauguration le 4 juin 1900 jusqu'au 30 juin 1906, a été le suivant. Jusqu'au mois de juin 1903, la moyenne mensuelle des admissions a été de 38 ; à partir de cette époque jusqu'à ces derniers temps, elle a été de 75.

Dans cette période de temps, il est passé dans cet établissement 247 enfants ; sur ce nombre, 177 sont sorties ou complètement guéries ou très considérablement améliorées. Au 1er juillet 1906, il en restait 70 en traitement.

Sanatorium de Carcavellos.

Le sanatorium maritime de « Carcavellos », également destiné à combattre le lymphatisme et la scrofule, reçoit seulement des enfants du sexe masculin, âgés de quatre à douze ans. Dû à l'initiative toute particulière de Don José d'Alméida, il fut installé au fort de Jonqueiro, près de Carcavellos, dans un site très agréable. Inauguré provisoirement le 24 août 1902 et définitivement le 14 octobre suivant, en présence de la reine Amélie, des membres de la commission exécutive et de nombreux bienfaiteurs de cette institution, il se compose de plusieurs corps de bâtiment, aménagés suivant les dernières prescriptions de l'hygiène. Il n'a pas encore la même importance que celui d'Outao, mais, tous les ans, des constructions nouvelles s'ajoutent aux anciennes. On vient d'y construire un vaste pavillon qui servira, pendant la belle saison, à la colonie maritime renouvelée tous les mois.

D'après le *Relatorio do Conselho central* de 1901-1902, il y avait à cette époque 30 lits, dont 15 étaient réservés au fondateur de l'œuvre, qui peut les pourvoir à sa guise, et en assure tous les frais d'entretien. Les enfants recueillis à Carcavellos sont en grande partie recrutés parmi les clients du dispensaire de Lisbonne, vivant dans les plus mauvaises conditions hygiéniques, tous fils de tuberculeux, ou vivant avec des tuberculeux ; tous porteurs de manifestations scrofuleuses : ostéo-périostites, taies de cornée, otites moyennes, adénites. Sous l'influence du traitement par l'air marin, les bains de mer, le régime substantiel, l'huile de foie de morue, l'iodure de fer, l'arrhénal, l'iode, de très heureuses modifications se sont produites dans l'état de ces petits malades, dont un certain nombre ont été guéris. Durant l'année 1903, 39 enfants ont été en traitement. La dépense du sanatorium pendant cette année-là a été de 3,209 milréis 630 réis, soit 10,000 francs. Une partie de cette somme, 1,151 milréis 975 réis, a été employée à l'installation et à l'achat de mobilier. Ce sanatorium ayant des revenus particuliers d'une importance de 1,571 milréis 190 réis, soit 4,000 francs, la dépense incombant à l'Assistance nationale ne fut que de 1,638 milréis 440 réis, ou 4,500 francs.

Le *Relatorio do Conselho central* de 1903-1904 nous montre que le sanatorium a pris un grand développement par suite de la construction de deux nouveaux pavillons, l'un pouvant contenir 50 enfants, l'autre destiné aux tuberculoses chirurgicales. En 1902-1903, il est entré 39 garçons et il en est sorti 12. En 1903-1904, il en est entré 26 et il en sorti 27. Pendant cette dernière période, les dépenses de cet établissement se sont élevées à 10,389 milréis 570 réis, soit 30,000 francs.

D'après le rapport du directeur-fondateur, le docteur José de Almeida, dans la période écoulée du 1er juillet 1903 au 30 juin 1904, 53 enfants ont bénéficié du traitement. Depuis l'inauguration du sanatorium, une moyenne de 30 enfants ont été constamment internés. Les observations cliniques démontrent que tous ont retiré de très heureux résultats de ce séjour et de sérieuses modifications de leur organisme. Les lésions scrofuleuses les plus communes étaient des engorgements ganglionnaires, cervicaux et sous-maxillaires ; des kéralites, conjonctivites, otites avec perforation des tympans ; éruptions eczémateuses du nez, des lèvres ; athrepsie. Certaines étaient des lésions hérédo-syphilitiques.

Les résultats obtenus furent très satisfaisants. Sur 53 enfants, 26 furent extrêmement améliorés, 23 améliorés, 2 restèrent dans un état stationnaire, 2 moururent. Parmi les maladies intercurrentes survenues dans le courant de l'année, le docteur José de Almeida signale quelques bronchites légères pendant l'hiver, de légères indispositions gastro-intestinales pendant l'été, et aussi quelques cas d'érythème solaire. Les seuls médicaments employés sont l'huile de foie de morue, du mois de novembre au mois de mars ; et parfois aux hérédo-syphilitiques, l'arsenic, l'iode, les frictions mercurielles.

Le *Relatorio do Conselho central* de 1901-1905 n'ayant pas encore été publié, nous ne pouvons décrire le mouvement clinique de Carcavellos pendant cette période.

Pour compléter l'action bienfaisante des sanatoria maritimes d'Outao et de Carcavellos, le Conseil central a décidé, dans son assemblée générale, de porter au programme de 1904-1905 la construction d'un troisième sanatorium maritime qui serait installé au nord du pays, dans le district de Caminha. Il sera aménagé pour recevoir 100 enfants des deux sexes ; ce qui portera à 310 le nombre de lits des sanatoria pour scrofuleux. Les travaux de construction de ce dernier établissement sont commencés.

Le nombre de scrofuleux reçus dans les sanatoria d'Outao et de Carcavellos étant forcément limité, le Conseil central de l'Assistance, voulant faire profiter du traitement marin le plus possible d'enfants nécessiteux, a organisé un service de bains de mer pour les clients du dispensaire de Lisbonne, et même pour tous ceux qui se font inscrire à cet objet. La saison commence le 7 septembre et finit le 31 octobre. Chaque jour, pendant cette période, des groupes de 80 à 100 garçons ou fillettes vont de Lisbonne, par chemin de fer ou en bateau, à une plage voisine, généralement celle de Trafaria. En 1902, 332 enfants profitèrent de cet avantage, soit 201 fillettes et 128 garçons. On leur distribua une ration journalière de 4 décilitres de lait et 250 grammes de pain. On a consommé, cette année-là, 2,600 litres de lait et 1,300 kilos de pain. On a donné 6,015 bains, soit une moyenne de 18 par inscrit. Le nombre des enfants avait augmenté de 45 sur le chiffre de l'année précédente, où on n'avait administré que 4,099 bains, soit 1,916 de moins qu'en 1902. La dépense s'est élevée à 569 milréis 65 réis, soit 1,500 francs. Les transports avaient été gratuits, grâce à l'amabilité du directeur de la douane de Lisbonne, qui, par autorisation supérieure, avait mis à la disposition de l'Assistance nationale le vapeur n° 1.

En 1903-1904, le service des bains de mer a commencé le 16 août et s'est terminé le 31 octobre. 669 enfants, dont 242 garçons et 427 fillettes, ont bénéficié de ce traitement. On a administré 6,857 bains, distribué 1,475 kilos de pain et 2,320 litres de lait. Les dépenses se sont élevées à la somme de 603 milréis 220 réis, soit 1,800 francs.

Ce genre de traitement se continue tous les ans et donne les meilleurs résultats.

A l'œuvre des sanatoria vient s'ajouter celle bien plus importante des « dispensaires ». Ceux-ci s'adressent tout particulièrement aux tuberculeux, qu'ils ont pour mission d'isoler des autres malades. Leur construction étant relativement bon marché, l'Assistance nationale en a édifié un certain nombre : cinq sont à l'heure actuelle en pleine prospérité, et un grand nombre d'autres vont dans peu de temps être inaugurés. Ils se composent en général d'une salle d'attente, d'une salle de consultation, d'une salle de conférence et d'un laboratoire. La planche que l'on pourra voir dans le corps du volume indique assez fidèlement leur aspect architectural, qui ne manque pas d'élégance. Ils sont bâtis dans les villes, mais dans des endroits isolés.

Les dispensaires sont des centres de divulgation de la prophylaxie de la tuberculose et des moyens de traitement relativement peu coûteux. Ils sont utilisés pour sauver les malades qui ont besoin de travailler : ceux-ci, en effet, refuseraient souvent d'entrer dans un sanatorium, pour ne pas laisser leurs familles sans ressources. Ils sont des écoles d'hygiène spéciale, car les conseils du médecin à un tuberculeux sont des leçons bien plus profitables et mieux comprises que les discours proférés en conférences d'apparat.

Les dispensaires facilitent la distribution des crachoirs de poche, et peu à peu, par la suggestion que ces petits objets feront dans l'esprit du public, leur utilisation sera facile et provoquera la demande des crachoirs collectifs. En Portugal, il est encore réservé aux dispensaires un rôle plus important : depuis la loi de 1891, la déclaration de la tuberculose est obligatoire, mais elle est accomplie seulement en cas de mort; les dispensaires vont rendre effective et efficace cette loi. En effet, tous les malades phthisiques qui se présentent dans ces établissements sont systématiquement et sans résistance de leur part, signalés à l'autorité; on arrive ainsi à faire de nombreuses désinfections de logements, travail qui est de la plus haute utilité. Comme l'Assistance nationale compte avoir dans un très bref délai des dispensaires dans tous les chefs-lieux de département et même dans toutes les localités un peu importantes, on obtiendra ainsi l'application immédiate de la loi sur toute l'étendue du territoire.

L'installation des dispensaires est faite par la contribution que les municipalités paient pour le fonds spécial contre la tuberculose. Dans leur aménagement, tout a été établi avec l'idée bien nette que tous ceux qui vont se faire soigner sont des phthisiques et que la phthisie est une maladie contagieuse. C'est dire qu'on a employé tous les moyens pour rendre inoffensives ces pauvres créatures. Le plancher, une fois les fentes calfeutrées, a été fortement imprégné de permanganate de potasse, et paraffiné plusieurs fois, pour le rendre imperméable. Les murs et les portes, peints à la laque claire, sont lavés avec une solution de sublimé. L'air des salles, pendant la consultation, est constamment purifié par des inhalateurs d'igazol de Cervello. Les paillassons en métal sont placés dans des plateaux en fer, de façon à pouvoir brûler tous les débris déposés par les chaussures des malades. L'ameublement est tout en fer.

A l'entrée, le malade reçoit une marque métallique, avec un numéro, qui deviendra celui de son inscription. Sur un registre spécial, on inscrit l'historique de la maladie et les observations cliniques. En attendant d'être appelés à la consultation, les malades séjournent dans de grandes salles, où fonctionnent les appareils de Cervello, et où brûlent des substances antiseptiques et désinfectantes, selon la méthode de Conétoux. De cette façon, ils se soignent, même en attendant leur tour.

Appelés à la consultation suivant leur ordre d'entrée,

ils sont minutieusement examinés, et, suivant les cas, traités de suite. On emploie de préférence les méthodes hypodermiques qui réunissent le bon marché, la précision du dosage, l'action suggestive et la réalisation d'un effet toujours salutaire et parfois capital en phthisiothérapie ; je veux parler de l'élévation de la tension artérielle. En effet, la consomption, synonyme de phthisie, semble dépendre presque uniquement des perversions de la nutrition, provoquées par l'abaissement de cette même tension.

A tout nouveau malade il est donné un crachoir, avec le liquide pour le désinfecter, ainsi que des instructions imprimées, concernant le régime à suivre et les mesures à prendre pour éviter de contaminer sa famille et ses voisins. Les membres de la commission *des zélateurs* qui habitent le quartier du malade prennent de suite des informations sur les conditions matérielles de la vie de ce dernier et les moyens de le secourir. Après le diagnostic du médecin, on prévient le bureau de désinfection. On comprendra la haute importance de ce détail, car, sans la désinfection rigoureuse du local où va vivre le phthisique, comment profitera-t-il des conseils qui lui sont donnés au dispensaire, comment préservera-t-il de la contagion les personnes qui vivent avec lui ?

Si nous nous rappelons que tous les ans des milliers de malades sont soignés dans le dispensaire, et que par conséquent des milliers d'habitations seront désinfectées, nous voyons que cet établissement a la plus haute portée comme instrument de guérison, mais aussi et surtout comme instrument de propagande hygiénique contre le terrible fléau.

Donnons un aperçu du règlement et des statuts du dispensaire de Lisbonne. Tous les établissements de ce genre fonctionnent de la même manière. Le but du dispensaire antituberculeux est de donner des consultations gratuites aux individus suspects ou affectés de phthisie ; de choisir parmi eux tous ceux qui ont besoin d'être traités dans les internats de l'Assistance ou dans les établissements similaires ; de fournir des médicaments et autres secours matériels.

Le service des consultations médicales est quotidien. A Lisbonne, il y a même une seconde consultation dans l'après-midi. Tous les malades, sans distinction d'âge ni de sexe, sont admis à en bénéficier sans avoir à fournir de document confirmatif de l'état d'indigence. Les médicaments sont fournis gratuitement, à la première consultation, à tous les malades. Pour toutes les autres consultations, aux indigents seulement, ou à ceux qui sont protégés par un des associés de l'Assistance qui ont droit de disposer d'un lit dans les internats.

L'indigence des personnes qui demandent des secours matériels et des médicaments est établie par la sous-commission *des zélateurs* au moment de la consultation. On distribue également des rations alimentaires aux moins fortunés.

Le personnel du dispensaire se compose d'un médecin directeur et de cinq médecins auxiliaires, de plusieurs infirmiers et infirmières et de commis du bureau. Le directeur du service clinique est directement responsable envers la commission exécutive de tout le service de l'Assistance, dont il a l'immédiate surveillance. C'est lui qui organise le service médical, de façon à établir une ou plusieurs séances de consultation tous les jours, en ayant soin de les placer, dans les différentes saisons de l'année, à des heures qui ne forcent pas les malades à s'exposer aux plus grandes intempéries ni à s'abstenir de préceptes hygiéniques qui leur tiendraient à cœur. La séance du matin durera de 9 heures à 11 heures ; celle de l'après-midi sera terminée au soleil couchant. Les étudiants de première année de médecine peuvent assister aux séances, ceux des trois dernières années seulement pourront participer aux travaux d'auscultation.

Le directeur doit adresser tous les jours au bureau de l' « Assistance nationale aux tuberculeux » un bulletin indiquant le nombre des personnes qui se sont présentées au dispensaire dans les vingt-quatre heures ; il dira combien y ont demandé des médicaments et des secours matériels, et à combien on en a accordé ; il indiquera le nombre des malades qui se sont présentés comme protégés par un associé de l'Assistance et le nom de ce dernier, et enfin il doit donner le nom de ceux qu'il juge nécessaire de placer dans les internats.

Sur ce bulletin de service, *boletim do servicio*, qui bénéficie de la franchise postale, on indique aussi le nombre d'habitations désinfectées ou à désinfecter, de repas fournis, de crachoirs distribués. Les bulletins du dispensaire de Porto sont encore plus complets ; en plus de ces diverses indications, on y trouve le nombre de pansements, pointes de feu, vaporisations, médicaments, examens laryngologiques, injections, donnés ou pratiqués dans la journée. Une mention toute spéciale doit être faite des cahiers servant à recueillir les antécédents morbides des personnes qui se présentent à la consultation. Là se trouvent réunies avec un soin extrême toutes les questions que le médecin doit poser aux malades. Ce sont des chefs-d'œuvre d'inquisition médicale, qui rendent les plus grands services pour le traitement.

Voilà, résumé assez sommairement, le règlement des dispensaires. A l'heure actuelle, 5 de ces établissements sont en pleine prospérité : ce sont ceux de Lisbonne, de Porto, de Faro, de Bragança, de Vianna do Castello.

Dispensaire de Lisbonne.

Le plus important de tous, celui de Lisbonne, fut inauguré le 5 juin 1901 par la reine Amélie. Il a fonctionné pendant cinq ans dans un local provisoire, situé rue d'Alécrim. Le nouvel établissement, que nous décrirons un peu plus loin, est situé rue du Vingt-Quatre-Juillet. Il a été inauguré solennellement au mois d'avril 1906, à l'occasion du congrès international de médecine de Lisbonne. Il fait corps avec l'Institut central Reine-Amélie.

Le directeur du dispensaire est le Dr Alfredo Luis Lopez. Il est chargé de la première consultation. Le docteur Henri Mouton dirige la deuxième, qui a lieu l'après-midi. Le mouvement clinique augmente d'une façon prodigieuse d'année en année. En 1902-1903, on a inscrit à la première consultation, 3,933 individus, soit 986 hommes, 1,506 femmes, 1,611 enfants.

Durant cette période, on a donné 53,418 consultations; soit 18,474 aux hommes, 23,360 aux femmes et 11,614 aux enfants, et cela dans 311 séances de traitement. Les rations alimentaires distribuées aux clients dépourvus de ressources furent de 9,859. La propagande antituberculeuse n'a pas été négligée : tant aux malades qu'à ceux qui les accompagnaient on a donné 16,318 brochures. La prophylaxie a eu une très large activité ; on a été réquisitionné pour la désinfection de 815 domiciles. De plus, on a distribué 319 crachoirs de poche et 4,876 flacons de créoline et de lysol.

A la seconde consultation, du 2 juin 1902 au 30 juin 1903, on a inscrit 2,588 individus, soit 452 hommes, 749 femmes, 1,257 enfants, qui reçurent 16,551 consultations, dont 2,617 aux hommes, 7,159 aux femmes et

8,575 aux enfants. Le nombre des rations alimentaires distribuées aux indigents a été de 3,648, celui des brochures de propagande antituberculeuse, de 6,600, celui des crachoirs, de 70, et 2,862 flacons de créoline et de lysol.

En récapitulant, on voit que, depuis l'ouverture de cette seconde consultation, 6,521 malades ont été inscrits au dispensaire de Lisbonne et qu'on a donné 71,799 consultations. Le mouvement global de ce dispensaire depuis son inauguration a été le suivant. Du 5 juin 1901 au 30 juin 1902, on a inscrit 1,357 hommes, 2,008 femmes et 2,431 enfants ; en tout, 5,796. On a donné 18,458 consultations aux hommes, 23,978 aux femmes et 18,827 aux enfants ; en tout, 61,263. Du 1er juillet 1902 au 30 juin 1903, on a inscrit 1,239 hommes, 2,137 femmes et 2,749 enfants : en tout, 6,125 ; et 71,653 consultations furent données, soit 21,874 aux hommes, 29,749 aux femmes et 20,030 aux enfants. Dans le courant de ces deux premières années du fonctionnement, on a donc inscrit 12,317 malades, qui reçurent 132,916 consultations. En 1900-1901, les dépenses furent de 2,392 milréis 426 réis ; en 1901-1902, de 5,928 milréis 490 réis ; en 1902-1903, de 8,691 milréis 325 réis : soit en tout, depuis l'inauguration, 17,012 milréis 241 réis, ou, en monnaie française, 51,000 francs.

Si nous examinons maintenant le rapport du docteur Alfredo Luis Lopez inséré au *Relatorio do Conselho central* de 1902-1903, nous y voyons que les mois où se présentent le plus de malades sont ceux de septembre, août, juillet. A la première consultation, l'observation clinique démontre qu'il y avait, sur les 4,254 individus inscrits et en traitement, 1,515 cas de tuberculose, 835 cas de scrofule et de lymphatisme, 512 cas d'anémie et de chlorose, avec prédisposition à la phthisie, et 1,362 cas de maladies diverses.

Les trois premiers groupes constituent la clientèle proprement dite des dispensaires, les autres malades reçoivent une première consultation, et sont dirigés sur les autres établissements de l'assistance publique. Au point de vue des prédispositions à la tuberculose, l'étude comparative des malades a établi les proportions suivantes. Chez les enfants : pour les tuberculoses suspectes, 1 enfant du sexe masculin pour 0,79 du sexe féminin ; pour les tuberculoses au début, 1 enfant du sexe masculin pour 2 du sexe féminin ; pour les tuberculoses avancées, 1 enfant du sexe masculin pour 1,4 du sexe féminin. Chez les adultes : pour les tuberculoses suspectes, 1 individu du sexe masculin pour 1,74 du sexe féminin ; pour les tuberculoses au début, 1 individu du sexe masculin pour 0,66 du sexe féminin ; pour les tuberculoses avancées, 1 individu du sexe masculin pour 2,71 du sexe féminin.

Au point de vue de l'âge, la scrofule et le lymphatisme exercent les ravages les plus considérables de 3 à 12 ans, et frappent plus souvent le sexe féminin. La tuberculose pulmonaire prédomine, tant pour ses débuts que pour sa terminaison, de 16 à 35 ans. Pour les lésions du début, les femmes sont plus souvent atteintes que les hommes ; pour les lésions avancées, au contraire, ce sont les hommes. Pour les autres manifestations tuberculeuses, les enfants de l'un ou de l'autre sexe sont également frappés. On arrive ainsi à conclure que, dans la capitale du Portugal, la proportion des tuberculeux est de 1 individu du sexe masculin pour 1,02 du sexe féminin.

Les quartiers ou paroisses de Lisbonne qui fournissent le plus de tuberculeux sont la Santa-Isabel et la Santa-Catarina. Dans la banlieue, c'est Almada. Au point de vue de l'habitation, les clients scrofuleux et tuberculeux du dispensaire se classent de la manière suivante. Scrofuleux habitant en ville, 699, en dehors, 136 ; tuberculoses pulmonaires suspectes : de la ville, 142, du dehors, 137 ; tuberculoses pulmonaires déclarées : de la ville, 307, du dehors, 752 ; tuberculoses chroniques, intestinales, méningées : de Lisbonne, 188, du dehors, 19. Les professions qui fournissent le plus grand nombre de cas sont : pour les hommes, celle d'employé aux écritures de commerce; pour les femmes, celles de domestique et de couturière.

Les rations alimentaires, ou repas, qui forment un élément important du traitement antituberculeux, ainsi que le lait, sont fournies par les cuisines économiques de Lisbonne. En 1902-1903, le nombre a été de 10,659. Les mois où les distributions furent le plus importantes sont ceux de décembre et de janvier.

Le rapport du directeur de la seconde consultation, le docteur Henri Mouton, indique que, sur les 2,749 malades inscrits, 1,285 présentaient des manifestations de tuberculose pulmonaire, et 1,220, des lésions tuberculeuses diverses.

Dans la période écoulée du 1er juillet 1903 au 30 juin 1904, il a été inscrit à la première consultation 4,079 malades, soit 942 hommes, 1,475 femmes, 1,662 enfants, qui reçurent 50,882 consultations, dont 13,991 aux hommes, 23,166 aux femmes et 13,725 aux enfants. On a donné 9,607 rations alimentaires. La propagande prophylactique a distribué 330 crachoirs et 5,309 flacons de créoline et de lysol. On a procédé à la désinfection de 691 logements.

A la deuxième consultation, pour 268 jours de traitement, on a admis 2,298 personnes, soit 419 hommes, 786 femmes, 1,093 enfants. Le nombre des consultations a été de 15,796, dont 2,063 pour les adultes du sexe masculin, 5,912 pour ceux du sexe féminin et 7,861 pour les enfants. Aux malades pauvres on a distribué 4,127 rations alimentaires.

La dépense des deux consultations s'est élevée à la somme de 9,389 milréis 355 réis, soit 28,500 francs. Depuis son inauguration, le dispensaire a secouru 18,398 malades, donné 199,594 consultations et distribué 35,524 rations alimentaires.

D'après le rapport du docteur Alfredo Luis Lopez, directeur de la première consultation, les mois où se présentent le plus de consultants sont ceux de juillet, août, septembre. Sur les 4,079 inscrits, 1,476 étaient atteints de tuberculose, 951 de scrofule et de lymphatisme, 519 d'anémie et de chlorose et 1,133 de maladies diverses. Les trois premiers groupes composent la clientèle proprement dite du dispensaire. Les autres étaient atteints d'affections diverses, telles que alcoolisme, athrepsie, diabète, rhumatisme, syphilis, asthme, emphysème, laryngite, pleurésie, maladies du système nerveux et de la peau, de l'appareil digestif, circulatoire et génito-urinaire.

Au point de vue du sexe, on a constaté que les tuberculoses pulmonaires suspectes se présentaient, pour les enfants, chez 1 individu du sexe masculin pour 1,97 du sexe féminin ; les tuberculoses pulmonaires au début, chez 1 individu du sexe masculin pour 1,23 du sexe féminin ; les tuberculoses pulmonaires avancées, chez 1 individu du sexe masculin pour 1,53 du sexe féminin. Chez les adultes, les proportions sont à peu près les mêmes, sauf pour les tuberculoses pulmonaires avancées, où l'on trouve 1 individu du sexe masculin pour 0,79 du sexe féminin. Ces proportions semblent plus élevées pour les femmes que pendant les années 1901, 1902 et 1903.

D'après le dernier recensement, la population de Lisbonne se compose de 176,359 hommes et 180,641 femmes. La proportion des tuberculeux serait donc, en ville, de 1 individu du sexe masculin pour 1,02 du sexe féminin. En outre, chez la femme prédominent les tuberculoses suspectes et du début, chez l'homme, les lésions avancées.

Comme les années précédentes, on constate que la scrofule prédomine de 3 à 12 ans, et avec plus de fréquence chez le sexe féminin ; que la tuberculose paraît surtout de 17 à 36 ans ; que les lésions avancées se rencontrent surtout chez des hommes de 22 à 30 ans.

Les paroisses ou quartiers de Lisbonne qui fournissent le plus de cas sont Santa-Isabel, Anjos, Santa-Catarina, et, dans les environs de la capitale, les localités d'Almada, Caparica, Villa-Franca de Xira.

Les enfants scrofuleux nés en ville sont atteints par rapport aux forains dans la proportion de 4,3 à 1. Les anémiques et tuberculeux dans les mêmes conditions sont frappés dans le rapport de 1,4 à 1. Les adultes anémiques sont, pour la plus grande partie, nés en dehors de Lisbonne. Les tuberculeux venus du dehors sont plus nombreux que les habitants de la capitale.

On voit que, pour les étrangers, les cinq premières années de séjour en ville donnent une proportion de 60 pour cent pour les anémiques et les prédisposés et de 43 pour cent pour les tuberculeux. Pour les autres cinq années de résidence, 20 pour cent pour les anémiques et 23 pour cent pour les tuberculeux. Enfin, après dix années de séjour, 19 pour cent pour les anémiques et 33 pour cent pour les tuberculeux. Les professions les plus atteintes sont : pour les hommes, les employés aux écritures de commerce et les terrassiers ; pour les femmes, les domestiques et les couturières.

L'étude clinique des cas de tuberculose pulmonaire démontre que, dans les cas d'unilatéralité, le poumon droit est atteint dans la proportion de 3 pour 1.

Le docteur Henri Mouton, directeur de la deuxième consultation, indique que, sur les 2,298 malades qui se sont présentés au dispensaire, 876 présentaient des lésions tuberculeuses et 1,422 étaient atteints de maladies diverses. Les enfants paraissent bénéficier plus que les autres personnes du traitement ; chez ces petits consultants, le service des bains de mer complète l'action médicamenteuse et produit de très heureux résultats.

En récapitulant, on voit que, depuis sa fondation, jusqu'au 30 juin 1904, le dispensaire de Lisbonne a donné 232,312 consultations, 13,894 rations alimentaires, 1,603 crachoirs, et procédé à la désinfection de 3,106 logements.

Le rapport de l'année 1904-1905 n'ayant pas encore été publié, nous ne pouvons décrire le mouvement clinique pendant cette période.

Au mois d'avril 1906, à l'occasion du congrès international de médecine de Lisbonne, le nouveau dispensaire a été inauguré solennellement. Le splendide local est situé au rez-de-chaussée de l'Institut central Reine-Amélie. Nous en donnerons la description un peu plus loin, quand nous relaterons la cérémonie d'inauguration de ce dernier monument. Nous allons indiquer le fonctionnement du dispensaire pendant les mois de juillet, août et septembre.

Les bulletins nᵒ 1 et nᵒ 2 de l'Assistance nationale nous donnent les renseignements suivants. Pendant le mois de juillet 1906, il s'est présenté 1,162 personnes à la consultation. Les malades atteints de tuberculose pulmonaire avérée étaient au nombre de 213, les suspects ou prédisposés, au nombre de 849, dont 150 hommes, 264 femmes et 431 enfants, avec des lésions d'anémie, chlorose, faiblesse générale, lymphatisme, scrofule. On a donné 7,881 consultations et fait 31 opérations chirurgicales. Le service de prophylaxie et de désinfection a distribué 61 crachoirs, 124 flacons de créoline et de lysol, et désinfecté 49 logements. L'Assistance a remis

1,464 rations alimentaires, 780 doses de lait, et procédé à 12 visites à domicile. En outre, 93 enfants scrofuleux ont été choisis pour être envoyés dans les sanatoria maritimes, et 18 personnes ont été placées dans les hôpitaux.

Dans le mois d'août, 979 malades ont été inscrits au dispensaire, dont 148 hommes, 259 femmes et 572 enfants. Sur ce nombre, 216 étaient atteints de tuberculose pulmonaire, laryngée, intestinale, méningée, ganglionnaire. Les autres étaient des prédisposés, avec des lésions d'anémie, chlorose, faiblesse générale; 371 étaient porteurs de manifestations scrofuleuses. Parmi ces derniers, 115 enfants furent choisis pour être placés dans les sanatoria maritimes. On a soigné 4 adultes à domicile, et 15 tuberculeux avancés furent envoyés dans les hôpitaux. On a donné à ces divers malades 8,060 consultations, soit 1,706 aux hommes, 3,338 aux femmes, 3,016 aux enfants. On a fait 3,064 injections intramusculaires, désinfecté 35 logements et distribué 1,241 rations alimentaires et 750 doses de lait.

Dans le mois de septembre, on a inscrit 733 malades, soit 133 hommes, 254 femmes, 346 enfants. Sur ce nombre, 155 étaient atteints de tuberculose pulmonaire, laryngée, intestinale, méningée et ganglionnaire. Les autres étaient des prédisposés, avec des lésions d'anémie, chlorose, débilité générale. 230 étaient porteurs d'affections scrofuleuses ou lymphatiques. Parmi ces derniers, 9 enfants ont été choisis pour être envoyés dans les sanatoria maritimes, et 9 dans les hôpitaux. On a donné à ces divers malades 6,596 consultations, soit 1,519 aux hommes, 3,058 aux femmes et 2,019 aux enfants. On a fait 3,291 injections intramusculaires, désinfecté 45 logements, distribué 1,456 rations alimentaires et 450 doses de lait.

En récapitulant, on voit que, dans les trois premiers

mois du fonctionnement du nouveau dispensaire, on a inscrit 2,874 malades, auxquels on a donné 22,537 consultations, distribué 4,161 rations alimentaires et 1,980 doses de lait. On a procédé à la désinfection de 129 logements, et placé 217 enfants dans les sanatoria maritimes.

Ces chiffres indiquent d'une manière assez éloquente l'importance des immenses services rendus par cet établissement à la population ouvrière de Lisbonne.

Dispensaire de Porto.

Le dispensaire de « Porto » fut inauguré solennellement le 1er janvier 1903 par la commission exécutive présidée par l'évêque du diocèse. Durant le premier semestre de son fonctionnement, on a inscrit 526 individus et donné 3,138 consultations, soit 1,193 aux hommes, 1,462 aux femmes et 483 aux enfants. On a distribué 355 crachoirs et 1,199 brochures de propagande. Les dépenses, avec les frais d'installation, se sont élevées à la somme de 2,668 milréis 510 réis, soit 8,000 francs.

Le rapport du directeur clinique de cet établissement, le Dr Arantés Pereira, explique le fonctionnement des divers services. Le dispensaire a été installé par les soins de la commission exécutive de la succursale de Porto, dans une maison de la rue da Carvalhosa, no 84, où fonctionnait autrefois l'hôpital royal d'enfants Maria-Pia. La salle d'attente est spacieuse : elle mesure 7m 20 de long, 5m 70 de large et 3m 60 de haut ; la capacité est de 143 mètres. Elle est garnie de bancs en fer peints au ripolin. De ce local les malades passent dans la première salle de consultation, qui a des dimensions analogues ; c'est là qu'ont lieu les admissions. On les fait pénétrer ensuite dans une seconde salle, également très vaste et meublée comme les précédentes, avec en plus une armoire en fer pour les instruments de chirurgie, placards pour le vestiaire des malades, lavabos. A côté se trouve un cabinet de laryngologie, installé avec toutes les innovations modernes et éclairé à l'électricité. L'hiver, ces diverses salles sont chauffées à une température de 18°.

L'interrogatoire des malades, l'auscultation, les diverses formalités d'inscription se font comme au dispensaire de Lisbonne. On distribue aux indigents des fiches pour des rations alimentaires se composant de viande de bœuf, de poulet, œufs, soupe, pommes de terre, pain. Ces substances sont fournies par les cuisines économiques. Les consultations ont lieu de 11 heures à 2 heures. Dans le premier semestre de l'année courante, 526 personnes furent inscrites au dispensaire et reçurent 3,138 consultations, soit une moyenne de 6 par malade ; 230 étaient atteintes de tuberculose, 77, de scrofule et de lymphatisme, 103, d'anémie et de chlorose, avec prédisposition à la phthisie ; 103 étaient affectées de maladies diverses, telles qu'athrepsie, arthritisme, alcoolisme, syphilis, rhumatisme, influenza, bronchite, laryngite, ozène, asthme, pharyngite, angine, dyspepsie, entérite, gastrite.

A Porto, il y a relativement autant d'enfants que d'hommes atteints de tuberculose. Chez les premiers, la scrofule se manifeste plus particulièrement de 9 à 12 ans et la tuberculose de 7 à 12 ans. Chez les adultes, les lésions scrofuleuses paraissent dans les vingt-six premières années, et les lésions tuberculeuses de 21 à 26 ans. Suivant la nationalité, 226 malades appartenaient au district de Porto, 21 au district de Braga, 11 à Vianna do Castello, 5 à Bragança, 1 à Leiria, 7 à Aveiro, 7 à

Villa-Réal, 20 à Viseu, 3 à Coïmbra, 1 à Guarda, 2 étaient Espagnols. En résumé, la ville de Porto a fourni 52 scrofuleux, 49 suspects de tuberculose et 81 tuberculeux avérés; le district de Porto, 7 scrofuleux, 16 suspects de tuberculose, 21 tuberculeux avancés; les districts voisins, 18 scrofuleux, 24 suspects et 34 avérés.

Les professions qui sont le plus atteintes, pour le sexe masculin, sont les serruriers et les peintres, pour les femmes, les domestiques et les couturières. Les quartiers de Porto qui sont le plus éprouvés sont le Cedofeita et Santo-Ildefonso. Comme dans les autres dispensaires, le traitement a été appliqué particulièrement au moyen d'injections hypodermiques de cacodylate de soude, gaiacol, iodoforme, ergotine, etc. A cela on ajoute quelques médicaments, tels que tannin, phosphate de chaux, terpinol, acide arsénieux, vanadine, opium, etc... Le service de laryngologie est dirigé par le docteur José Carteado Mena.

Le *Relatorio do Conselho central* de l'année 1903-1904 donne les indications suivantes sur le mouvement du dispensaire pendant cette période. Du 1er juillet 1903 au 30 juin 1904, on a inscrit 1,011 malades. Les mois où ils se présentèrent en plus grand nombre sont ceux de juillet, août, avril, juin. On a donné 6,946 consultations, soit 2,209 aux hommes, 3,384 aux femmes et 1,353 aux enfants.

La clientèle du dispensaire peut se cataloguer de la façon suivante : 362 personnes étaient atteintes de tuberculose, 41 de scrofule et de lymphatisme, 268 d'anémie, de chlorose, faiblesse générale, 309 porteurs de lésions diverses; 31 furent envoyés à d'autres établissements, dont 11 au dispensaire d'enfants de la Reine-Amélie.

Parmi les 309 clients non tuberculeux, les uns étaient atteints de maladies générales, telles que athrepsie, grippe, rhumatisme, syphilis; les autres, de bronchite, asthme, coqueluche, laryngite, pharyngite, de lésions de l'appareil digestif, circulatoire, ou du système nerveux. La clientèle proprement dite du dispensaire se compose des 671 malades, dont 268 étaient anémiques ou chlorotiques, 41 scrofuleux, 53 porteurs de tuberculoses suspectes, 134 de tuberculoses au début, 167 de tuberculoses avancées, 3 de tuberculoses intestinales, 3 de laryngées, 2 de chirurgicales.

Au point de vue de l'origine, la ville de Porto a fourni 23 cas de tuberculose suspecte, 158 de tuberculose confirmée, et 32 de scrofule ; le district de Porto a donné 35 cas de tuberculose suspecte, 210 de confirmée et 35 de scrofule ; les autres districts du pays concourent pour 17 cas de tuberculose suspecte, 98 de confirmée et 6 de scrofule. Comme on le voit, c'est l'exode des champs vers la ville qui fournit le plus grand nombre de victimes au terrible fléau. Les professions les plus atteintes sont toujours celles de journalier, de couturière, de domestique. Les quartiers de Cédofeita et de Saint-Ildefonse sont ceux qui fournissent le plus de cas. Au point de vue de l'état civil, on constate que ce sont les hommes mariés qui sont le plus frappés ; viennent ensuite les célibataires, puis les veufs.

La médication la plus importante se fait toujours au moyen d'injections intramusculaires de cacodylate de soude à cinq pour cent. On les continue pendant huit jours, et on laisse ensuite un égal nombre de jours de repos. Les malades abattus et sans appétit sont rapidement relevés par l'action de ce médicament. Les rations alimentaires ont été distribuées par les cuisines économiques au nombre de 3,095, et surtout pendant les mois de juillet et août. Le service de prophylaxie a procédé à la désinfection de 53 logements. Les dépenses se sont élevées à 3,590 milréis, soit 10,000 francs.

Le bulletin de l'Assistance nationale du mois d'octobre 1906 publie le rapport du Dr Arantés Pereira sur le fonctionnement du dispensaire pendant la période écoulée du 1er juillet 1904 au 30 juin 1905. On a inscrit 1,236 personnes, qui reçurent 6,928 consultations, soit 2,148 aux hommes, 3,784 aux femmes et 996 aux enfants. Les mois où les malades se sont présentés en plus grand nombre sont ceux de mai, d'octobre, d'avril et d'août. On a donné en moyenne six consultations par inscrit. Au point de vue clinique, on peut les classer de la façon suivante : 575 étaient atteints de tuberculose, 40 de scrofule, 263 d'anémie et 332 de maladies diverses.

Au point de vue des professions, chez les hommes, la tuberculose au premier degré se rencontre surtout chez les cordonniers, serruriers, tailleurs, employés de commerce ; au second degré, chez les tisserands, tailleurs, cordonniers, et de même au troisième degré.

Le laboratoire d'analyses a eu cette année une activité très grande. 1,580 malades ont fait examiner leurs crachats. Sur ce nombre, 615 examens ont été positifs et 965 négatifs. On a en outre procédé à l'examen des crachats de 508 personnes ne faisant pas partie de la clientèle du dispensaire : 171 ont été positifs et 337 négatifs. Par rapport au sexe et à l'âge, sur 786 analyses positives, 483 provenaient du sexe masculin, de 18 à 60 ans ; 296, du sexe féminin, de 20 à 30 ans.

En récapitulant, on voit que, depuis son inauguration, le mouvement des malades au dispensaire de Porto a été le suivant. En 1903, de janvier à juillet, on a inscrit 526 personnes et donné 3,138 consultations. En 1903-1904, le nombre des inscrits a été de 1,011, qui reçurent 6,946 consultations. En 1904-1905, on a examiné 1,236 personnes, et donné 6,928 consultations.

Dispensaire de Faro.

Le dispensaire de « Faro » fut inauguré solennellement par une délégation de l'Assistance nationale, sous la présidence de l'évêque des Algarves, le 1er janvier 1903. De cette date au 30 juin de la même année, le mouvement des malades inscrits comme tuberculeux a été le suivant : 18 hommes, 32 femmes, 7 enfants; en tout, 57. On a donné 1,919 consultations et de nombreux secours matériels. En dehors de ces 57 malades, on a examiné, mais non inscrit, 140 personnes, soit : 31 hommes, 45 femmes, 61 enfants, qui reçurent un égal nombre de consultations.

Etudions maintenant le rapport du directeur de cet établissement, le docteur Alexandre-Pereira de Assis, publié dans le *Relatorio do Conselho central* de 1902-1903. Le dispensaire de Faro fut construit selon les plans élaborés par le Conseil central de l'Assistance. Cet établissement correspond exactement au but qu'on se proposait d'atteindre : consultations à donner aux tuberculeux, administration gratuite de secours, de médicaments, de crachoirs; désinfection de logements, soulagement dans la mesure du possible de la misère; description de la maladie, lutte contre la contagion, indications de l'hygiène à suivre. Des appareils de désinfection envoient des vapeurs antiseptiques d'une manière permanente dans l'intérieur de l'établissement et purifient l'atmosphère. Une ventilation constante est établie ; les parquets et les murs sont lavés au bichlorure.

Les consultations sont données tous les deux jours, sauf le dimanche, de neuf heures et demie à onze heures du matin, une fois pour le sexe masculin, une fois pour le sexe féminin. Les malades sont classés sous les dénominations suivantes : tuberculeux, suspects de tuberculose et candidats à la tuberculose et à la scrofule. Les personnes atteintes d'autres maladies qui se présentent à la visite ne sont pas inscrites, mais profitent seulement des consultations. Les nécessiteux bénéficient d'un secours de 250 grammes de viande de bœuf et de 500 grammes de pain. Ils reçoivent en outre un crachoir, avec du liquide désinfectant à la créoline. Les crachats des malades qui ne peuvent être examinés microscopiquement sur place sont envoyés au dispensaire de Lisbonne, ou au Royal Institut bactériologique Pestana, pour la recherche des bacilles de Koch.

En résumé, parmi les 27 malades atteints de tuberculose pulmonaire, 9 hommes et 12 femmes présentaient des signes caractéristiques, 1 homme et 5 femmes, des lésions très avancées, un autre était atteint de tuberculose chirurgicale. Parmi les prédisposés, il a été inscrit 11 anémiques (3 du sexe masculin, 8 du sexe féminin), 4 chlorotiques du sexe féminin et 7 scrofuleux. A ces 57 inscrits, formant la clientèle spéciale du dispensaire, on a donné 653 consultations aux hommes, 996 aux femmes et 275 aux enfants; en tout, 1,924. En y joignant les 140 données à des personnes atteintes d'autres maladies, telles que bronchite, pleurésie, asthme, dyspepsie, entérite, hystérie, athrepsie, syphilis, on arrive au chiffre de 2,064.

Le dispensaire a distribué : en secours pécuniaires, 36 milréis; en rations de viande et de pain, 18 milréis 351 réis; huile de foie de morue, 27 milréis. On a fait 463 injections hypodermiques, distribué 35 crachoirs avec liquide désinfectant. Les professions qui fournissent le plus de candidats à la tuberculose sont : pour les femmes, les domestiques et les couturières ; pour les hommes, les mariniers.

Le traitement employé est le même qu'au dispensaire

de Lisbonne. C'est la méthode d'injections intramusculaires avec les solutions stérilisées de gaïacol, gaïacol
iodoformé, cacodylate de soude, administrées avec toutes les précautions aseptiques. On emploie en outre,
comme médicaments internes, l'huile de foie de morue,
le sirop iodotanique, l'arrhénal, l'extrait de quinquina,
les pilules de terpinol et de gaïacol, etc..., et, comme
moyens révulsifs, les vésicatoires, pointes de feu, ven-
touses. L'ensemble des dépenses s'est élevé à 1,310 milréis 470 réis, soit environ 4,000 francs.

D'après le *Relatorio do Conselho central* de 1903-1904,
dans la période écoulée du 1er juillet 1903 au 30 juin
1904, on a inscrit au dispensaire 72 tuberculeux, dont
17 hommes, 30 femmes, 25 enfants, qui reçurent 4,818
consultations, soit 1,000 pour les hommes, 2,837 pour
les femmes, 981 pour les enfants. De plus, on a examiné
213 personnes atteintes d'autres maladies. Les dépenses
se sont élevées à la somme de 1,062 milréis 855 réis,
soit 3,000 francs environ.

Le rapport du directeur, le docteur Pereira de Assis,
fait un brillant éloge de la reine Amélie, et de la grande
œuvre qu'elle a fondée, si bien conduite par l'éminent
Dr de Lencastre, et décrit les bienfaits qu'a produits le
dispensaire de Faro.

Sur les 72 malades inscrits, 27 étaient atteints de tuberculose au début, 15 de tuberculose avancée, 2 de
tuberculose chirurgicale, 1 d'anémie, 4 de chlorose,
7 de faiblesse générale, 16 de scrofule. Les 213 personnes
examinées, mais non inscrites, présentaient des lésions
de bronchite, pleurésie, pneumonie, asthme, grippe,
laryngite, dyspepsie, hystérie, entérite, et des troubles
cardiaques.

Les mois où l'on a donné le plus de consultations sont
ceux de mars, avril, septembre. Les professions les plus
frappées étaient : pour les hommes, celles de roulier et

de marinier; pour les femmes, celles de couturière et de domestique.

Au point de vue de la nationalité, 35 malades étaient originaires de Faro, 10 des environs et 27 des autres districts du pays.

Le traitement a produit le meilleur résultat, comme l'indiquent les planches jointes au rapport. Un très grand nombre de malades ont gagné, dans l'espace de deux à cinq mois, de 4 à 11 kilos de poids.

Dispensaire de Bragança.

Le dispensaire de « Bragança » fut inauguré solennellement le 13 juillet 1902 par Don José Alves, évêque du diocèse et président de la délégation. Son installation est modeste et provisoire. Du 13 juillet 1902 au 31 juillet 1903, le mouvement clinique a été le suivant : on a inscrit 30 hommes, 69 femmes et 22 enfants, auxquels on a donné 582 consultations, des secours pécuniaires, des médicaments toniques et reconstituants. Les dépenses se sont élevées à 937 milréis 610 réis, soit 3,000 francs environ.

Le rapport du Dr Antonio Olympio Cagigal, inséré au *Relatorio do Conselho central,* donne les indications suivantes sur le fonctionnement de cet établissement. Bragance est une ville populeuse, destinée à fournir beaucoup de cas de tuberculose. Les habitations, en effet, sont construites de la façon la plus antihygiénique, sans air et avec très peu de lumière. Elles sont très agglomérées; à l'intérieur, le parquet est formé par la terre plus ou moins humide. Ce sont des simulacres d'habilations où loge une grande quantité de population dans la plus étrange promiscuité.

Aussi, pour beaucoup de clients du dispensaire, tuberculeux à la période de début ou à lésions peu avancées, quelques semaines de repos dans des habitations hygiéniques jointes à une bonne alimentation et à un traitement rationnel, sont suffisantes pour juguler la maladie. Sur les 121 inscrits en 1902-1903, on a diagnostiqué 42 cas de tuberculose avérée, 8 cas de tuberculose suspecte, 3 cas de tuberculose pulmonaire et laryngée, 2 cas de tuberculose osseuse, 3 cas de tuberculose cutanée, 1 cas de tuberculose avec insuffisance mitrale, 2 cas de tuberculose pulmonaire avec scrofule, 3 cas de scrofule avec tuberculose suspecte, 24 cas de scrofule et 33 cas de lymphatisme.

En considérant l'âge, on voit que c'est surtout de 20 à 25 ans que se trouvent le plus grand nombre de malades, et de 20 à 30 ans que se présentent les tuberculeux avérés. A ces âges, ce sont les femmes qui fournissent le plus fort contingent. Les tuberculeux à lésions suspectes se trouvent de 15 à 20 ans; ce sont encore les femmes qui sont le plus souvent atteintes. La scrofule paraît surtout de 5 à 10 ans, les deux sexes semblent être également touchés. Le lymphatisme évolue surtout de 20 à 25 ans. Au point de vue des professions, la tuberculose chez la femme se présente surtout chez les domestiques et les couturières. Sous le rapport de la nationalité, 600 malades appartenaient à la ville de Bragance et 15 aux localités environnantes. Le directeur du dispensaire, comme d'ailleurs tous ses collègues, termine son rapport en faisant l'éloge le plus enthousiaste de la reine Amélie, pour la grande croisade qu'elle a entreprise et dont le peuple portugais commence à ressentir les heureux effets.

D'après le *Relatorio do Conselho central*, dans la période écoulée du 1er juillet 1903 au 30 juin 1904, on a inscrit 147 personnes, soit 30 hommes, 85 femmes et 32 enfants, qui reçurent 1,063 consultations, dont 288 aux hommes, 612 aux femmes, 163 aux enfants.

Le rapport annuel du docteur Olympio Cagigal, directeur de cet établissement, est établi avec le plus grand soin. Il donne les indications les plus complètes concernant chaque malade, au moyen de planches d'une ordonnance parfaite, portant la relation de l'état clinique à l'entrée et à la fin de l'année, les modifications pulmonaires survenues, l'examen des crachats, l'augmentation de poids.

On y voit que, pendant l'année 1903-1904, 205 malades fréquentèrent l'établissement et y reçurent les médicaments que nécessitait leur état, des instructions sur l'hygiène et la prophylaxie, et les plus indigents, des rations alimentaires et des secours pécuniaires. Au moment de l'admission, on procède à un examen aussi complet que possible pour établir un diagnostic initial qui se transforme en définitif après une observation plus approfondie.

On a enregistré un mouvement de 27 malades de plus que l'année précédente. Les mois où l'affluence a été le plus considérable sont ceux d'avril, de mai, de juin. Par l'examen des observations cliniques, on constate, sur la période de 1902-1903, une importante diminution des lésions tuberculeuses franches et, au contraire, une augmentation des lésions tuberculeuses mal définies, ou d'autres maladies qui, par leur action dépressive sur l'organisme, peuvent être considérées comme des auxiliaires du bacille de Koch.

Les cas les plus nombreux de tuberculose franche se présentent à l'âge de 20 à 25 ans; les cas suspects, de 18 à 25; la tuberculose au début, jointe au lymphatisme, se montre de 15 à 20 ans; la scrofule à son maximum, de 5 à 15. Les lésions pulmonaires, avec complications cutanées, osseuses, épileptiques, prédominent surtout chez les individus du sexe masculin.

Les professions les plus atteintes sont : pour les femmes, celles de couturière et de journalière; pour les hommes, celles de travailleur des champs, journalier. Les paroisses ou quartiers de Bragance qui fournissent le plus de cas sont ceux de Santa-Maria et de Sé. Viennent ensuite Cavelhe, Carragosa et Nogueira.

Les dépenses en 1903-1904 se sont élevées à la somme de 377 milréis 963 réis, soit 1,100 francs. La mortalité chez les malades atteints de tuberculose pulmonaire, qui était en 1902-1903 dans la proportion de 37,2 pour cent, est descendue en 1903-1994 à 13,2 pour cent.

Dispensaire de Vianna do Castello.

Il a été inauguré à la fin de l'année 1901. Le docteur Tiago de Almeida, membre de la délégation et directeur de cet établissement, en donne la description suivante. Le dispensaire a été construit suivant le modèle adopté par l'Assistance nationale. Le terrain fut concédé par le conseil municipal; il remplit toutes les conditions désirables. Situé du côté de Santo-Antonio, dans le voisinage de la montagne de Santa-Lucia, il occupe une surface de 157 mètres carrés. Les alentours sont aménagés en jardin, qui sert de lieu de récréation aux malades, en attendant l'heure des consultations.

La ville de Vianna do Castello étant bâtie en forme de rectangle le long du Rio Lima, le dispensaire se trouve placé à la partie moyenne d'un des côtés, offrant ainsi un accès facile aux malades de la partie centrale et des extrémités de la cité, aussi bien qu'aux habitants da Abilheira, das Ursulinas et de San Joao de Anga, villages qui se trouvent sur les flancs de la montagne voisine.

Le dispensaire est dégagé d'habitations sur tous ses côtés, ce qui le place dans de parfaites conditions d'hygiène. La vaste étendue de terrain qui l'entoure permettra prochainement d'y construire un hôpital de repos, qui complétera l'armement antituberculeux.

L'établissement se compose d'une salle d'attente, avec bancs en fer, et calorifère pour l'usage des malades pendant l'hiver. De larges ouvertures éclairent splendidement la salle d'attente, la salle des séances de la délégation, la salle de consultation et le laboratoire. Toutes ces pièces ont un mobilier approprié à leur objet; il y a une bascule pour la pesée des malades. Le laboratoire a un outillage très important pour l'examen des crachats et des urines. Il y a, en outre, un cabinet de laryngologie.

Les murs sont vernis au ripolin, le parquet est en mosaïque pour faciliter les lavages et la désinfection. Le dispensaire est abondamment pourvu d'eau grâce à la bienveillance du conseil municipal et de la congrégation de la Charité.

Le mouvement clinique de ce nouvel établissement sera décrit dans le *Relatorio do Conselho central* de 1905-1906, qui est encore à l'impression.

A ces cinq dispensaires en plein fonctionnement vont s'en ajouter d'autres. Quelques-uns sont déjà en pleine construction, tel celui de Barcellos, situé dans un des districts les plus populeux du royaume et les plus atteints par la tuberculose. Le Conseil central a donné un secours de quatre contos de reis (soit 22,000 francs) à la maison royale de la Miséricorde de Barcellos. Cette congrégation se charge de la construction d'un pavillon et de tous les frais d'entretien et de fonctionnement de ce dispensaire.

Hôpital suburbain de Portalègre.

Le plan de cet établissement fut tracé par Raul Lino, à la demande de la commission technique de Portalègre et d'après ses indications. Il est situé sur un des points les plus pittoresques de la ville, à Outerio de San-Pedro, et sur une colline en forme de tronc de cône, au sud-ouest de la ville. Cet emplacement fut choisi au mois d'octobre 1902 par le docteur de Lencastre.

C'est un hôpital de « centrifugation » destiné à recueillir une vingtaine de malades, dix de chaque sexe. Portalègre renferme une quantité considérable d'ouvriers qui vivent dans les plus déplorables conditions d'hygiène ; le nouvel établissement aura pour but d'éliminer les tuberculeux, en les hospitalisant, afin d'éviter le plus possible les dangers de la contagion.

Il se compose de deux corps de bâtiment, ayant leurs façades à l'abri des vents du nord, nord-ouest et nord-est. Celles-ci forment entre elles un angle obtus, disposition très favorable pour ce genre d'établissements. Cela permet de les abriter des vents et de leur donner un éclairage parfait pour les chambres occupées par les tuberculeux. Un troisième corps, en communication avec les deux autres, est destiné aux services généraux de l'hôpital.

L'édifice est divisé en quatre parties. Dans la première, en forme de sous-sol à cause de la déclivité du terrain, se trouvent le logement des infirmiers, la buanderie, le service de désinfection et autres accessoires. Dans la seconde, ou rez-de-chaussée, se trouvent les salles principales, où se réunissent les tuberculeux; mais les deux sexes sont partout séparés, même au réfectoire. La cour est abritée des deux côtés par une vérandah de deux mètres de large, pour la cure à l'air libre.

Dans la troisième partie, formant le premier étage, se trouvent six dortoirs, trois pour chaque sexe. Le cube d'air pour chaque malade n'est jamais inférieur à 30 mètres. A côté se trouvent les lavabos, salles de bains. La quatrième partie correspond aux deux tours des extrémités de l'édifice. Elle sert à loger les tuberculeux qui doivent être isolés.

Comme dans tous les établissements de ce genre, la lumière pénètre largement dans les salles, par de vastes ouvertures. On a évité autant que possible les surfaces anguleuses qui peuvent servir de retraite aux poussières et aux microbes. Les murs sont imperméables, les planchers paraffinés et peuvent être très facilement lavés et désinfectés.

L'hôpital suburbain de Portalègre rendra les plus grands services à la population de cette ville, en isolant le plus grand nombre possible de tuberculeux, et en diminuant ainsi dans une large mesure les dangers de la contagion.

Sanatorium de Hohenlohe, à l'île Madère.

Le 6 mai 1903, le prince de Hohenlohe demanda au gouvernement portugais l'autorisation de construire dans l'île de Madère plusieurs établissements destinés à traiter les malades prédisposés ou déjà atteints de tuberculose.

Les Cortès cherchèrent les moyens de préserver les habitants de l'île des dangers de contagion inhérents à cette œuvre, et d'en retirer les meilleurs avantages pour l'Assistance nationale. On discuta aux Chambres une modification à établir à la loi du 17 août 1899, et on y ajouta un paragraphe étendant aux entreprises particulières destinées au traitement de la tuberculose les avantages que la loi concède à l'Assistance nationale, à la condition que ces entreprises prêtent leur concours et leur aide aux malades pauvres du pays.

Le 30 mai 1903, le projet étant approuvé par les deux Chambres, la commission exécutive, à la demande du ministre, envoya un délégué pour traiter avec les représentants du prince de Hohenlohe, le professeur Fraënkel, de la Faculté de médecine de Berlin, et le Docteur Pannwitz, secrétaire général du bureau de la tuberculose. On décida que les concessionnaires réserveraient au gouvernement portugais un sanatorium, construit selon les dernières données de la science, pouvant contenir 60 lits, et que tous les frais d'entretien, estimés à 100 contos de réis, seraient à leur charge.

Le docteur de Lencastre fut chargé par le roi d'accompagner en mission extraordinaire la commission qui alla procéder aux études locales pour l'installation des sanatoria de l'île de Madère. Il a publié à ce sujet un rapport très étudié, très savant, où il établit la comparaison entre les conditions climatériques que présente cette île et celles que l'on trouve dans les climats de Brest, Vannes, Arcachon, Funchal. Il démontre que la cure d'air, un des principaux moyens préventifs et curatifs de la tuberculose, se réalise dans de parfaites conditions dans la partie méridionale de l'île de Madère. Ici, en effet, les oscillations de température dans les diverses saisons de l'année sont à peine appréciables, le sol est perméable et sec, la lumière bienfaisante comme intensité et durée, le climat très doux, la végétation luxuriante. L'humidité que l'on y rencontre, au lieu d'être malfaisante, est, au contraire, le meilleur régulateur thermique.

On a ainsi un élément maritime qui fait de cette île la perle de l'Océan, et, en même temps, un climat de montagne et d'altitude variant de 700 à 1,500 mètres, qui lui a valu d'être appelée « la Suisse de l'Atlantique ».

Après avoir visité pendant un mois cette région enchanteresse, le docteur de Lencastre a acquis la conviction que ce climat est remarquable par son action sédative, se traduisant par le calme de la circulation générale, le repos du système nerveux, la diminution de l'effort inspiratoire, la disparition de toute excitation, le retour du sommeil, la diminution de la toux, une satisfaction plus complète dans le besoin de respirer, une action tonique ; par l'exagération des combustions intraorganiques, et par l'accélération des fonctions digestives, qui amènent une meilleure nutrition et une augmentation de poids.

Pour faire bénéficier les malades du climat atlantique, la mission a choisi la baie de Funchal, et le quartier do Monte, tant pour les sanatoria destinés aux riches que pour ceux destinés aux pauvres. On trouvera là, en effet, toutes les conditions d'abri exigées pour ce genre d'établissements.

Le sanatorium destiné aux tuberculeux indigents a été construit le premier. Il comprend quarante chambres, et est formé de deux pavillons : l'un est destiné aux hommes, l'autre aux femmes.

Sanatorium Sousa-Martins.

Le sanatorium Sousa-Martins est l'œuvre la plus grandiose et de la plus vaste portée qui ait été créée par l' « Assistance nationale aux tuberculeux ». C'est un sanatorium mixte pouvant recevoir riches et pauvres.

Le bulletin de l'Assistance du mois d'octobre 1906, sous la signature du docteur Lope de Carvalho, donne la description suivante de cet établissement. Proche de Guarda, dans un terrain aride, sec, granitique, perméable et légèrement accidenté, a été édifié le sanatorium Sousa-Martins, construit par pavillons et châlets complètement isolés les uns des autres.

Franchement exposée au sud, cette zone de terrain est défendue au nord par des montagnes granitiques naturelles, élevées de plus de mille mètres au-dessus du niveau de la mer. L'établissement est situé au centre d'une propriété de vingt-sept hectares environ. L'arborisation indispensable a été faite pour la garantir des vents et produire une atmosphère curative. Le sol ingrat et stérile est rebelle à toute végétation naturelle : c'est la continuation de la Serra da Estrella, si triste et si monotone. L'absence presque complète d'arbres la met dans un état de notable infériorité vis-à-vis des autres montagnes de l'Europe, si riches de conifères, à une altitude de 2,000 mètres, qui embaument par leurs émanations bienfaisantes et créent une atmosphère favorable au traitement des diverses maladies chroniques du poumon.

Du haut de la colline et des galeries des édifices, on a une vue extrêmement étendue : l'horizon s'étend jusqu'aux plaines d'Espagne, limitées par la Serra de

Gata, les pics les plus élevés de la Serra d'Estrella et l'élévation centrale du Marao.

De ce sol, que la nature avait condamné à une éternelle stérilité, surgira rapidement un parc, formé d'arbres résineux, châtaigniers et pins, s'adaptant le mieux à ce climat. Le sanatorium Sousa-Martins sera inauguré au mois de mars 1907. La première partie, composée de trois pavillons, est terminée. Ceux-ci peuvent recevoir chacun 28 malades. Les trois châlets logeront chacun deux familles, qui pourront y vivre séparément. Il, y a, en outre, un hôpital contenant de 12 à 18 lits pour le traitement des maladies aiguës et contagieuses, une buanderie attenant au châlet de désinfection, une ferme et un édifice pour les consultations et l'hydrothérapie.

Les trois pavillons sont destinés aux malades pauvres, hommes, femmes et enfants. On construit à l'heure actuelle d'autres châlets et un quatrième pavillon pour les clients pouvant payer les frais de traitement. De cette manière, le budget de l'Assistance sera sous peu soulagé de charges si écrasantes, et les revenus fournis par les malades fortunés serviront en partie à couvrir les dépenses des pauvres.

Chaque pavillon a une vie indépendante, et n'aura de commun que le régime hygiénique et le traitement médical. Dans les châlets, les malades seront soumis aux mêmes règlements et recevront une alimentation analogue à celle des pavillons. Chacun de ces divers édifices, comme d'ailleurs l'hôpital, est orienté du côté du sud, avec de légères différences déterminées par les accidents de terrain et la nécessité de profiter des abris naturels.

Les galeries, destinées à la cure d'air quand le temps est froid, sont vitrées. Cette orientation au sud indique clairement que le sanatorium est destiné au traitement des tuberculeux pendant l'hiver. Ces galeries-vérandah ont trois mètres de large et trente-huit de long, elles abritent le rez-de-chaussée et le premier étage contre les ardeurs du soleil. La partie postérieure de chaque pavillon contient les cuisines, salles de bains, infirmeries et autres accessoires. Le sous-sol est destiné aux caves.

L'hôpital peut recevoir de 12 à 18 malades. Sa construction, qui pourrait paraître superflue, répond, au contraire, à un besoin urgent, car, parmi cette agglomération de tuberculeux, il n'est pas possible d'éviter les maladies intercurrentes, telles que pneumonies, pleurésies, hémoptysies graves, ou d'autres de nature infectieuse exigeant un isolement complet et temporaire.

En plus de ces divers édifices, il en existe un autre placé au centre, dont le rez-de-chaussée présente une belle installation hydrothérapique ; au premier étage se trouvent les salles de consultation, le laboratoire d'analyses, le cabinet de laryngologie et la salle d'opérations.

Deux sources d'eau vive fournissent l'eau potable au sanatorium. Pour le service des bains, la buanderie, l'hydrothérapie, elle est amenée par une canalisation d'une longueur de quatre kilomètres, avec une pression de cinq atmosphères.

Pendant la période d'hiver, l'aération est faite au moyen de ventilateurs ; dans le reste de l'année, on y procède par l'ouverture des portes de communication avec les galeries. L'été, de vastes stores abritent contre les ardeurs du soleil. Les parois intérieures de tous les édifices sont recouvertes d'un enduit imperméable au ripolin permettant un facile lavage journalier avec des solutions antiseptiques. Tous les angles aigus sont évités à l'intérieur des bâtiments. Un système d'égouts très bien compris concourt à la salubrité du sanatorium.

Comme on le voit, tout a été prévu pour établir un sanatorium répondant aux dernières exigences de la science et de l'hygiène. On n'y trouve peut-être pas tout le luxe somptueux qui caractérise certains établissements étrangers de même nature, mais le nécessaire et l'indispensable y sont largement donnés. Des calorifères sont placés dans l'hôpital et dans les châlets, de façon à élever facilement la température. On les a installés dans les réfectoires et dans les dortoirs contenant chacun six lits. Les pavillons peuvent se passer de chauffage. Certains phthysiologistes pensent que le froid sec ne peut être que bienfaisant pour la cure de montagne; aussi plusieurs sanatoria des plus modernes ont banni tout système de chauffage.

L'action des basses températures paraît, en effet, bienfaisante sur l'organisme des tuberculeux. D'une façon générale, les malades retirent plus de bénéfice de leur séjour à Guarda pendant l'automne qu'au printemps. L'alimentation et l'assimilation augmentent; l'état général se modifie plus rapidement, et les lésions tuberculeuses des individus en état de guérir se cicatrisent avec plus de facilité. Il est cependant une catégorie de clients, d'ailleurs assez nombreux, qui ne peuvent se passer de chauffage : ce sont ceux qui viennent d'Afrique ou du Brésil. Habitués à vivre dans des pays chauds, ils ne peuvent supporter sans risques graves une baisse de température aussi considérable et aussi permanente, la pneumonie *a frigore* ou la congestion pulmonaire étant assez fréquentes à cette période de transition du chaud au froid.

Tous les édifices sont éclairés à l'électricité par incandescence. L'avenue du parc possède six arcs voltaïques d'une grande puissance; elle a douze mètres de large et ses ramifications secondaires assurent une facile communication entre les pavillons, châlets, hôpital, buanderie. Elle sert de promenade aux malades, qui ne doivent, sous aucun prétexte, sortir du sanatorium.

Une automobile facilite les communications entre la

gare et l'établissement, dont la distance est de quatre kilomètres. Le règlement intérieur sera modelé sur celui des meilleurs sanatoria de Suisse et d'Allemagne. On trouvera à Guarda, avec un air pur et souvent renouvelé, un réconfort physique et moral, une alimentation substantielle, en harmonie avec les conditions individuelles et avec chaque forme et complication de la maladie. Les indications principales de la méthode de Brœmer seront adoptées au sanatorium Sousa-Martins. Les règlements en usage dans les établissements allemands seront établis ici. L'autorité du médecin-directeur sera absolue. Il est nécessaire en effet que le malade soit guidé « par une main de fer revêtue de velours ».

Le silence devra être absolu dans les galeries pendant les heures principales du traitement. Les conversations prolongées, les discussions ou jeux, de quelque nature que ce soit, sont radicalement interdits. C'est précisément cette vie calme et paisible, dégagée de toute contrariété, peine ou plaisir, et pour ainsi dire monacale, qui fait le triomphe du sanatorium. La vie de bohême que menaient certains malades dans des stations de cure d'air libre, par suite de la sensation qu'ils ressentaient de voir la vie fuir de jour en jour, était une cause de mort rapide.

Le sanatorium reste ouvert toute l'année ; cependant, les deux mois qui correspondent à la fin de l'hiver et au commencement du printemps sont généralement mauvais à Guarda, par suite de l'atmosphère, qui est plus humide, des vents et tempêtes. Cette variation de température se fait d'ailleurs sentir dans tout le Portugal, comme dans le sud de l'Europe. Les personnes qui commenceraient leur traitement à cette époque pourraient ne pas ressentir un heureux effet de la cure d'air. Les malades peuvent profiter de cela pour aller passer ailleurs ces deux mois. L'observation démontre, en effet, qu'un tuberculeux ne peut vivre plus de huit mois dans un sanatorium. Après ce temps-là, l'organisme s'habitue au régime, il survient de l'anorexie, du spleen, et l'amélioration s'arrête. Il faut varier fréquemment le lieu d'habitation, l'alimentation, l'air, pour progresser et bénéficier du traitement.

L'action curative du sanatorium est incontestable, mais pour cela il faut que chaque malade soit convaincu qu'il est relativement facile de guérir la tuberculose pulmonaire, à ses premières manifestations morbides, par un traitement hygiénique et diététique, et qu'au contraire, il est impossible d'obtenir des résultats appréciables quand l'affection a progressé et présente des lésions étendues et profondes. C'est pour cela que les phthisiologistes modernes insistent avec raison sur la nécessité de faire un diagnostic précoce de la tuberculose. Cacher à un malade qu'il est atteint de phthisie au début est une erreur, comme d'ailleurs de ne pas révéler à sa famille la nature du mal dont il est atteint. Cela permettrait d'éviter des catastrophes dont nous sommes tous les jours les témoins. S'il est nécessaire, en effet, d'user de diplomatie pour faire comprendre à un malade la gravité de son état et le chemin unique à suivre, la situation du médecin est aussi très difficile quand le malheureux, étant arrivé à la dernière période de son mal, se plaint qu'on lui ait caché la vérité.

Le tuberculeux, en effet, pour si pusillanime qu'il soit, s'identifie rapidement avec sa lésion, et plus il craint la mort plus il fait d'efforts pour obtenir la guérison. Ces malades sont les plus dociles. Aussi obtient-on de grands résultats de leur internement dans les sanatoria.

En Allemagne, on a recours au sanatorium, aux premières manifestations du mal, pour si légères qu'elles soient; c'est pour cela sans doute qu'on obtient un si grand pourcentage de guérisons. En France, au contraire, nous ne pouvons arriver à ces résultats, d'abord par suite du manque d'établissements appropriés, et ensuite parce qu'on n'utilise ce genre de traitement qu'à l'apparition des bacilles, alors qu'une zone pulmonaire est physiologiquement et organiquement condamnée. On peut évidemment objecter que les Allemands commettent des erreurs de diagnostic, mais ce sont des erreurs heureuses, puisqu'elles sauvent la vie à tant de tuberculeux. En France, la Ligue de la tuberculose a inauguré l'année dernière, dans la région de Montigny, un établissement du même modèle que celui que nous venons de décrire.

Le sanatorium Sousa-Martins réunit incontestablement un ensemble de conditions climatériques qu'un très petit nombre peuvent égaler et que fort peu dépassent, aussi nous ne pouvons nous empêcher de louer hautement et d'admirer cette création de l'Assistance nationale aux tuberculeux. Ce sera là son œuvre la plus grandiose et celle qui donnera les plus grands résultats pratiques immédiats.

Institut central Reine-Amélie.

La nécessité de centraliser les divers services de l'Assistance a amené la construction d'un établissement qui était l'objet des plus grandes sollicitudes de la Reine et qui porte son nom. La pose de la première pierre eut lieu le 11 janvier 1904, en présence de Leurs Majestés, des ministres, des autorités civiles et d'un grand nombre de membres associés.

Le *Secolo* de Lisbonne du 12 janvier donne le curieux

récit de cette cérémonie. Le terrain destiné à la construction était entouré de palissades et orné de drapeaux, vases et palmiers. Au fond, du côté du Nord, se dressait une tente de campagne cédée par le ministre de la guerre, où se trouvaient deux tables couvertes de velours cramoisi.

Du côté droit, se voyaient les objets qui devaient servir à la cérémonie : une truelle, un marteau, une cuillère en argent, et, dans un plateau de même métal, trois médailles également en argent et une en cuivre, commémoratives de l'acte qui allait s'accomplir, et une collection de toutes les monnaies du pays ; à côté, se trouvaient deux encriers en or, pour la signature du procès-verbal.

Sur la table de gauche, étaient les ornements que devaient revêtir l'archevêque de Mitylène et ses acolytes et aussi le bénitier, l'hysope et l'encensoir d'argent du patriarche. Au fond de la tente, étaient alignés quatre fauteuils dorés, recouverts de damas rouge, pour le roi, la reine Amélie, la reine douairière Maria-Pia et l'infant Don Alphonse. A l'autre extrémité de l'enceinte, on voyait, suspendu par des cordes, le bloc de pierre destiné à la cérémonie. A deux heures et demie, arrivèrent le roi Carlos en uniforme de généralissime et la reine Amélie dans une élégante toilette grenat, chapeau de velours avec plumes noires et grenat, pelisse et tour de cou en fourrure. Tous les invités se portèrent à leur rencontre et leur adressèrent des félicitations. Le docteur de Lencastre, secrétaire général de l'Assistance, prononça le discours suivant :

« L'Assistance nationale aux tuberculeux est une association sociale, et non une institution de charité. Elle n'a pas pour objectif l'aumône, mais, au contraire, une source légitime de revenus. L'appui qu'elle prête n'est pas gratuit, il implique en retour des devoirs pour la sauvegarde de tous. Elle associe les riches et les pauvres, les grands et les petits, en vue d'une fin commune et admirable, la lutte contre la tuberculose ; et, en cette matière, l'aide du puissant n'a pas plus de valeur que la bonne volonté du pauvre.

« Dans la lutte traditionnelle des classes, on trouve peu de points présentant une telle solidarité d'intérêts. Heureux et rares sont ceux qui ont l'idée opportune de fonder de grandes œuvres. Sa Majesté la Reine présente ce privilège parmi la perfection de ses vertus. Esprit imprégné de la plus absolue justice et de la science la plus moderne, elle a compris la valeur de l'association.

« La science s'appuie sur la solidarité, comme sur un moyen de résistance des espèces faibles contre les fortes. La race humaine est en péril. Une maladie terrible, la tuberculose, devient endémique. Elle s'attaque à tous et en menace un grand nombre de mort. Nous nous liguons pour briser les mailles de ce fléau. En face d'un péril bien précis, il faut réunir les efforts et organiser la défense.

« Dans le mémorable programme indiqué dans les statuts de cette bienfaisante association, Sa Majesté la Reine a réuni, avec des coefficients respectifs, toutes les ressources qui forment actuellement le plan adopté par toutes les nations cultivées, et elle a fondé l'Assistance nationale aux tuberculeux. Il s'est fait sur-le-champ une large propagande, on a organisé les ressources et on a fondé, grâce à la libéralité de Leurs Majestés, le sanatorium d'Outao et depuis peu celui de Carcavellos. A l'heure actuelle, entrent en exécution le sanatorium Sousa-Martins, près de Guarda, et celui de Portalègre. On a inauguré les services de dispensaires à Lisbonne, Porto, Bragança, Faro, et prochainement à Vianna do Castello. Voilà bientôt trois ans que celui de Lisbonne est ouvert et sa fondation a montré le succès qu'*a priori*,

Sa Majesté prévoyait de l'action des dispensaires, instruments de lutte, idée franchement portugaise.

« La tuberculose est la plus curable de toutes les maladies chroniques, si curable que cinquante pour cent de l'humanité, les autopsies en font foi, présentent des lésions pulmonaires spontanément guéries. D'un autre côté, il est cliniquement démontré qu'entre les cas d'absolue bénignité et les évolutions de granulie qui tuent en quelques jours, il y a une série graduée de formes intermédiaires. Ainsi, on voit des cas légers qui se modifient à peine avec des soins hygiéniques, quelques-uns qui cèdent facilement à une médication tonique, d'autres qui exigent avec ces soins une période de repos absolu plus ou moins longue. Parmi ceux-ci, une série est destinée aux hôpitaux, lieux de repos, l'autre aux sanatoria genre allemand. Pour les premiers, qui sont les plus nombreux, le traitement du dispensaire suffira.

« Pour justifier la valeur de cette fonction clinique du dispensaire, je pourrais vous donner les résultats obtenus dans celui de Lisbonne, dans ceux de Paris, de Belgique et de toute l'Allemagne ; mais celui-ci a une fin plus élevée : c'est une école sociale et d'instruction, base de toute prophylaxie individuelle. Le dispensaire de Lisbonne a instruit dans ce sens plus de quinze mille individus qui l'ont fréquenté pendant ces trois ans. Avec l'établissement dont va être dotée la nouvelle installation, nous pourrons ajouter au traitement des malades les soins de désinfection des vêtements et l'hygiène des habitations, que le docteur Calmette préconise si brillamment en France.

« Comme heureuse innovation, nous allons augmenter les moyens d'action du dispensaire en créant un hôpital de repos, où les malades qui sont au début de leur tuberculose pourront se reposer quelques semaines, et, par une alimentation appropriée, rétablir leur santé, de façon à pouvoir retourner ensuite à la consultation. On réunira ainsi les avantages du dispensaire et du sanatorium.

« Nous sommes justement ici pour inaugurer les travaux de construction des édifices qui satisferont à toutes ces grandes et complexes exigences. En ce lieu s'élèvera l'Institut, siège de l'Assistance et des services généraux, auquel seront annexés le dispensaire, le poste de désinfection, suivant le plan très brillant de notre savante commission technique. Au bout de l'avenue d'Antonio Maria de Avellar, dans un magnifique emplacement, sera construit l'hôpital de repos pour 80 lits.

« C'est pour solenniser la pose de la première pierre de cette œuvre que le chef de l'Etat, notre généreux protecteur, représentant l'appui de la magistrature suprême ; que notre éminente Reine, boussole de bien de cette grandiose entreprise ; que le gouvernement, qui a si bien compris sa haute mission en collaborant avec l'Assistance nationale, et que ceux d'entre vous qui ont contribué avec leur foi, leur talent, leur science, leurs conseils, leurs dons, leur sympathie, sommes ici réunis.

« Nous sommes certains que de la concentration de tous nos efforts, basée sur une solidarité d'intérêts, résultera une évolution lente, mais sûre, dans les usages et coutumes du pays, dans la vie intime des classes, et contribuera à une distribution plus juste du bonheur. »

Après ce discours, on a procédé à la bénédiction de la première pierre.

L'archevêque de Mitylène, revêtu de la chape et de la mitre, accompagné de Mgr Carlos Rego, secrétaire du patriarche, de Mgr Carlos Costa, prieur de Graça, et par le premier maître des cérémonies de la métropole, sortit de la tente et, suivi de Leurs Majestés et de toutes les personnes présentes, bénit le terrain où sera construit l'édifice et la pierre fondamentale.

On procéda ensuite à la signature du procès-verbal. Le docteur de Lencastre en donna lecture. Il était conçu en ces termes : « Le 10 du mois de janvier 1901 de la naissance de Notre-Seigneur Jésus-Christ, en cette ville de Lisbonne, rue du 24 Juillet, sur l'emplacement de l'ancien marché da Ribeiro Nova, en présence de S. M. le Roi Carlos Ier et de S. M. la Reine Amélie, des ministres et autres personnes présentes, on a procédé à la cérémonie de la pose de la première pierre de l'Institut central, qui aura pour annexe l'hôpital de repos de l'Assistance nationale aux tuberculeux, ce qui sera relaté par ce procès-verbal fait en double, dont un exemplaire sera déposé aux archives nationales de la Tour du Tombo, et l'autre sera enfermé dans la première pierre de l'édifice, avec les médailles commémoratives et un exemplaire de toutes les monnaies du royaume. »

On se rendit ensuite auprès du bloc de pierre. L'architecte de l'Assistance, M. Rosendo Carvalheira, porta la truelle, la cuillère, le marteau, les médailles et les monnaies qui devaient être placées dans la cavité. Les médailles commémoratives étaient au nombre de quatre, une en cuivre et trois en argent. Deux de celles-ci furent offertes à Leurs Majestés. Elles étaient renfermées dans un étui de peluche bleue.

Le roi Carlos Ier lança les médailles et les monnaies dans la partie creuse de la pierre. Un exemplaire du procès-verbal, placé dans un tube de verre, fut remis par le docteur de Lencastre à la reine Amélie, qui le présenta à l'architecte pour être placé également dans la cavité. Celle-ci fut ensuite fermée par un couvercle de pierre, scellé par un ouvrier du ministère des travaux publics, le maître Damasio.

Le marquis de Praia et de Montfort présenta alors à

la Reine la truelle et la cuillère ; celle-ci lança un peu de mortier à la partie inférieure de la pierre, et le roi donna ensuite trois coups de marteau sur le bloc. La cérémonie était terminée. Les instruments qui avaient servi à la cérémonie furent offerts à l'architecte Rosendo Carvalheira, chargé de diriger la construction de l'édifice (1).

Dans le bulletin de l'Assistance (2) du mois d'août 1906, nous trouvons le récit de l'inauguration de l'Institut central.

En avril dernier, l'Assistance nationale aux tuberculeux a inauguré un édifice construit spécialement pour être son siège social, et où se trouvera le dispensaire qui était installé auparavant rue d'Alecrim, dans un local provisoire.

Le nouvel édifice, Institut central Reine-Amélie, concentrera tous les services de l'Assistance, il sera son organe central, le propulseur de toute son œuvre si vaste. La cérémonie d'inauguration a revêtu un caractère très imposant par le grand concours d'assistants. En plus de Leurs Majestés, de la reine douairière Maria Pia, de l'infant Don Alphonse, des dignitaires de service, des ministres, des autorités civiles et militaires, des membres directeurs de l'Assistance, des associés et bienfaiteurs, un grand nombre de médecins étrangers, venus pour le congrès international de médecine de Lisbonne, tinrent à honneur de venir assister en foule à cette solennité. C'était une démonstration d'estime pour l'œuvre grandiose créée par la Reine, dont cet édifice si magnifique allait perpétuer le souvenir.

Le docteur de Lencastre prononça le discours suivant,

<hr>

(1) *O Seculo* et *Relatorio do Conselho central*, 1903-1904.
(2) *Boletim Assistencia nacional aos tuberculosos*, 1906.

qui traduit d'une façon brillante et précise les fonctions
de l'Institut et l'importance de son rôle dans la lutte
contre la tuberculose :

« Un publiciste brésilien, en établissant la comparaison entre ce qui se fait au Brésil, pays immense et riche,
au point de vue antituberculeux, et le Portugal, pays
petit et sans grandes ressources financières, attribue les
grands résultats obtenus chez nous à la solidarité qui
existe ici entre les classes dirigeantes et le peuple, à la
coopération loyale, sincère et dévouée du gouvernement·
et à l'initiative particulière.

« L'influence merveilleuse de la Reine est affirmée
par cette sympathique assemblée. C'est elle qui a réuni
tous les éléments sociaux qui ont si grandement colla-
boré à notre œuvre et qui sont ici pour rendre plus
solennelle l'inauguration de son siège.

« Ce n'est pas un dispensaire que nous inaugurons
aujourd'hui. Celui-ci, en effet, est un détail qui peut ou
non être annexé à cet édifice, qui est le centre de l'Assistance, le lac qui va unir, jusque dans ses plus petites
ramifications, des œuvres si nombreuses, dispersées
dans tout le pays. Le bulletin donnera le compte rendu
de nos assemblées, des réunions de nos commissions,
des travaux statistiques, des conférences de propagande,
des travaux bactériologiques que notre section spéciale
produira.

« La divulgation de la prophylaxie se répandra de là
par tous les moyens. On réalisera une heureuse innovation, en faisant des projections d'images sur un vaste
tympan placé dans la grande croisée de la façade de
l'édifice. Le public profitera en passant de cette facile
éducation hygiénique, que l'on s'efforcera de rendre
frappante, pour réaliser le problème de l'extinction du
terrible fléau, la tuberculose.

« A l'Institut se concentrera l'administration des divers

dispensaires, qui fonctionnent à l'heure actuelle au nombre de cinq, des deux sanatoria pour scrofuleux, et des deux, qui sont presque achevés, pour tuberculeux. C'est là qu'on délivrera les médicaments, les désinfectants, les instruments de chirurgie, le vestiaire pour tous ces établissements. Il y aura aussi un cours spécial d'infirmiers pour le recrutement de nos services cliniques.

« Nous profiterons de notre nouvelle installation pour développer un chapitre de nos statuts, dont nous avons déjà tenté l'expérience à la fin de cette année. Je veux parler de l'assistance à domicile. Elle sera réservée aux tuberculeux avancés qui n'auraient pu être logés dans les hôpitaux appropriés. Ces malades, qui sont un danger pour leurs semblables, pourront être isolés dans leurs maisons, de façon à ne porter aucun préjudice aux autres habitants. L'assistance à domicile évitera leur encombrante présence au dispensaire et la contagion qu'ils peuvent produire en s'y rendant.

« Le Conseil central a déjà nommé quatre visiteurs cliniques. L'assistance à domicile veillera à la propreté des maisons et procédera à leur désinfection. Elle distribuera des lits et des vêtements et aussi des secours sous forme d'aliments. Dans l'aide prêtée à ces familles sera comprise l'idée de génie d'un des plus grands esprits modernes, Grancher, le fondateur de l'œuvre de la préservation de l'enfance, que nous réaliserons en plaçant dans nos sanatoria maritimes les fils de ces tuberculeux.

« Dans l'Institut fonctionnera le premier dispensaire de Lisbonne. Nous y traiterons les malades avec la conviction d'en guérir beaucoup cliniquement et beaucoup plus économiquement, persuadés que, si l'hygiène est beaucoup, la thérapeutique est quelque chose quand elle s'associe à la première. Pour nous et pour les personnes auxquelles le traitement est désormais impuissant et inutile, nous nous ferons quand même un devoir de charité, comme notre tradition l'exige, de ne pas abandonner celles qui conservent ou sollicitent une espérance qu'il serait cruel de leur enlever. Nous soignons pour attirer, pour enseigner, pour protéger, pour guérir et souvent aussi pour prévenir.

« Dans le dispensaire provisoire, nous avons traité 29,961 malades, auxquels on a donné 327,071 consultations et des médicaments. On a procédé à la désinfection de 3,831 maisons, fait 8,151 analyses de crachats, distribué 30,000 préparations de créoline et lysol, 2,169 crachoirs, 200 lits, 61,910 dîners et 6,500 kilos d'huile de foie de morue.

« Les services de prophylaxie ont été jusqu'ici très incomplets, parce que l'organisation était insuffisante et l'installation presque ridicule par suite du mouvement colossal que la sympathie du public avait déterminé. Grâce à l'aisance du nouveau dispensaire et de la récente augmentation des services, différentes consultations seront données de dix heures du matin à cinq heures du soir, de manière à séparer les sexes et les âges, les malades tuberculeux de ceux qui sont à peine prédisposés. On évitera ainsi l'accumulation que l'on voyait dans le dispensaire provisoire.

« Le nouveau dispensaire sera la base de l'assistance à domicile et le lieu de recrutement pour les sanatoria. Au point de vue clinique, en étendant le bénéfice du traitement à tous les malades qui ne seront pas admis dans ces derniers établissements, on pourra combattre surtout et sauvegarder ceux qui sont prédisposés, et qui forment soixante-dix pour cent des consultants. On arrivera ainsi à découvrir les lésions initiales et à instituer une médication précoce et profitable. Pour tous, il continuera à être une école d'hygiène.

« Vous m'excuserez d'affirmer que le dispensaire, par la manière dont il fut conçu, par l'habileté avec laquelle

il fut réalisé par d'illustres ingénieurs et architectes; par
les innovations modernes qu'il renferme, comme par
exemple la ventilation, qui est admirable ; par les petits
détails qui furent tous minutieusement étudiés, est un
instrument de précision qui pourra combler de bienfaits
la ville de Lisbonne.

« Toutes les œuvres humaines sont sujettes à la critique, mais c'est de la diversité dans le penser que naît
le progrès. Ni l'envie, ni l'ironie ne doivent affliger, car
ce sont les éternelles collaboratrices de la réalisation
des grandes idées ; deux sentiments qui se contredisent
finissent par se porter aide. Je termine en adressant, au
nom de l'Assistance, des remerciements à tous ceux qui
moralement ou matériellement ont contribué à la prospérité de la nouvelle association.

« Je ne puis m'empêcher de remercier tout spécialement Sa Majesté le Roi, qui s'est fait notre protecteur
le plus zélé; le gouvernement, si noblement représenté
ici, pour son aide puissante traduite en faits si bienveil-
lants ; les remarquables ingénieurs et conseillers Sévé-
riano Monteiro et Falcao Rodrigues; l'habile architecte
Rozendo Carvalheira, et l'infatigable conseiller fiscal
Castro, pour le miracle que son énergie a réalisé en
construisant cet Institut en moins de dix mois.

« Entre les découvertes des savants, les doctrines des
philosophes et l'application pratique satisfaisant aux
nécessités de l'humanité, il est rare de voir échouer
l'intervention de cette force magique : le cœur. C'est
pour cela que le pays rend aujourd'hui un hommage
mérité à la Reine de Portugal, en gravant au frontispice
de ce monument son nom béni, avec le même bronze
qui inscrira les noms glorieux de Laënnec, Villemin,
Koch et Brœmer, qui illustreront ces murs. »

Ainsi parla le docteur de Lencastre. Donnons maintenant une description sommaire de l'Institut central

Reine-Amélie. L'édifice se compose de deux étages. Au premier sont installés le secrétariat, la bibliothèque, la salle du conseil, la salle de conférences. Sur la façade, regardant du côté d'Aterro, se trouve une large baie en forme de fenêtre ; c'est là que se feront les projections cinématographiques de propagande d'hygiène sociale antituberculeuse et antialcoolique.

Au rez-de-chaussée, est installé le dispensaire. Cet étage est rectangulaire et divisé en son milieu par un large corridor. Sur un côté, à droite, se trouvent d'abord le cabinet d'inscription des malades, la salle pour les médecins et le vestiaire, la salle d'opérations, le cabinet d'oto-rhino-laryngologie, le cabinet de radiothérapie, la salle de consultation, la pharmacie. A gauche, on aperçoit la salle de distribution des médicaments, crachoirs et désinfectants, la salle d'attente pour les tuberculeux avérés, la salle pour les tuberculeux suspects, et au début, le cabinet d'analyses chimiques. Dans l'édifice se trouvent aussi un endroit pour la promenade, des lavabos, etc...

A dix heures du matin, a lieu l'inscription des malades nouveaux, qui, d'après l'observation clinique, sont distribués aux différentes consultations, de façon que les tuberculeux avancés ne se rencontrent pas avec ceux qui sont seulement au début ou prédisposés. Ces consultations n'ont pas lieu aux mêmes heures.

A onze heures, a lieu la consultation des femmes ; à midi, celle des hommes ; à une heure, celle de rhino-laryngologie ; à deux heures, celle des malades atteints de tuberculose chirurgicale ; à trois heures, celle des enfants. En plus du traitement médicamenteux, on distribue à tous les tuberculeux avérés un crachoir de poche et un crachoir pour la maison, des bons pour les cuisines économiques et des instructions prophylactiques. Le dispensaire exécute en outre les obligations de la loi, en déclarant les cas de tuberculose et en désinfectant ces logements.

Au dispensaire de Lisbonne sont agrégés plus particulièrement les sanatoria maritimes d'Outao et Carcavellos, la colonie de bains de mer de Trafaria, et, quand l'hôpital de repos sera construit, ce qui sera fait sous peu, l'Assistance nationale aura complété à Lisbonne son armement antituberculeux.

Nous devons faire ici une mention toute spéciale du bulletin de l'Assistance, *Boletim assistencia nacional aos tuberculosos*, publié à l'Institut central Reine-Amélie, et indiquer à grands traits le programme de ce puissant organe de vulgarisation. Il est dirigé par l'éminent professeur de Lencastre, et constitue, en outre de sa fonction historique, les archives publiques de cette grande association. Il seconde d'une façon intelligente la propagande, sans laquelle l'œuvre ne saurait être utile ni réussir à progresser.

La propagande a plusieurs fins : d'abord, répandre des connaissances spéciales, en apprenant à tous le moyen de prévenir la tuberculose, enseignement qui doit commencer dès la mère, pour se développer à l'école et devenir complet durant la profession ; ensuite, concentrer les efforts en harmonisant les moyens de lutte et en faisant l'union dans les rangs des penseurs. L'individualisme, en effet, est, sur ce terrain plus que sur aucun autre, la décadence, l'inutilisation des meilleures volontés, la perversion des intentions les plus louables, en un mot l'anarchie improductive.

Le bulletin a aussi pour but de définir le champ d'action de l'Assistance nationale. Il semble à première vue que les statuts de cette grande association devraient suffire à limiter ses aspirations sociales, mais il faut tenir compte et de la confusion avec laquelle on pourrait essayer de noircir son horizon et des responsabilités que gratuitement on peut lui attribuer.

Dans ce courant dévastateur de la critique, il est possible, en effet, que l'on nie l'utilité de son institution, la légitimité de son plan, l'originalité de quelques-uns de ses procédés, l'unité logique de son œuvre et la liaison naturelle qui peut exister entre ce qu'elle fait et ce qu'exige la solution des problèmes de l'ordre social.

La tuberculose, comme d'autres maladies infectieuses, n'est qu'éventuellement devenue maladie populaire. Elle profite de la misère pour exercer ses ravages, comme l'ont fait d'autres maladies aujourd'hui presque disparues et qui eurent aussi jadis le même et triste rang de « sociales ».

La solution du problème du paupérisme ne résout pas plus la question de la tuberculose que n'influe directement sur la meilleure distribution des richesses la victoire que par hasard on peut gagner sur lui. Le bulletin aura donc pour prétention d'envisager le fléau de la tuberculose sous tous ses aspects : médical, hygiénique, économique et social.

En vue de parvenir à la réalisation de son programme, il fera appel à la collaboration de tous, et étudiera avec la même attention les divers sujets que comporte la solution d'un si grave problème. En un mot, on mettra tout en œuvre pour faire surtout du bulletin un journal de vulgarisation.

A côté d'un article purement scientifique, le bulletin en donnera un de propagande ; quelques mots sur l'art sanitaire accompagneront la note clinique et médicale: avec un travail de laboratoire viendra l'article sur la mutualité; parallèlement aux données statistiques sur la tuberculose paraîtra une étude de vulgarisation. Le programme du bulletin est tout entier dans les sujets qu'il cherche à traiter.

On voit par cet exposé quelle est l'importance de cet organe et quels immenses services il est appelé à rendre à la cause antituberculeuse. Par ses données scientifiques et pratiques, il aura un rôle prépondérant dans cette nouvelle croisade, et tracera le sillon que féconderont les diverses fondations de l'Assistance nationale.

Hôpital de repos de Lisbonne.

La construction de cet édifice a été décidée dès le début de l'organisation de la Ligue d'assistance. Il sera le complément nécessaire du dispensaire de Lisbonne, et permettra à de nombreux malades de cet établissement porteurs de lésions tuberculeuses avancées, d'aller prendre quelques semaines ou quelques mois de repos, et de bénéficier d'une bonne alimentation. De cette façon, le Conseil central espère restituer au travail, à la famille, à la société, un grand nombre de personnes qui sans cela seraient très vite emportées par leur mal et constitueraient un péril sérieux par leur contagion. Cet établissement sera un instrument d'assistance sociale et de salutaire prophylaxie.

On l'édifiera sur un terrain de dix mille mètres carrés situé sur l'avenue Antonio Maria de Avellar, que le conseil municipal a cédé à l'œuvre, en échange d'un autre que celle-ci possédait à Aterro. La commission technique, d'accord avec le distingué architecte Rosendo Carvalheira, a élaboré un plan d'hôpital sous forme de pavillons, de manière à pouvoir les édifier successivement, au fur et à mesure des ressources. Celles-ci, en effet, sont limitées et proviennent d'un fonds spécial, recueilli uniquement à Lisbonne. A cet objet, on donne tous les ans des fêtes dont le produit, ajouté aux dons, servira à la construction de l'édifice. Cette année, la vente du remarquable livre *Palais de Cintra*, publié par la reine Amélie, a donné une somme très considérable. A propos de cette publication, voici comment s'exprime le *Relatorio do Conselho central*, 1903-1904 :

« Il vint à la Reine l'idée de composer, sous ce titre : *Palais de Cintra*, un beau livre dont le produit de vente est destiné à l'Assistance nationale aux tuberculeux et plus particulièrement à l'hôpital de repos. Délicate et subtile comme les poésies qu'elle traduit avec tant d'art, cette œuvre est précieuse. Tout concourt à rendre ce livre plein d'intérêt : le sujet si suggestif; le collaborateur si digne d'accompagner notre grande Reine à travers les temps passés, le comte de Sabugosa, notre illustre collègue; la finesse des desseins qui illustrent le volume et révèlent des qualités éminentes d'artiste; la fidélité rigoureuse des reproductions; le savant criterium dans le choix des sujets; la sensibilité esthétique dans la compréhension des styles. »

Le fonds spécial s'augmentera de la vente de certains terrains de l'avenue de Avellar. Le 30 juin 1905, il s'élevait à la somme de 27,663 milréis 580 réis, soit, en monnaie française, à la somme de 85,000 francs environ.

Examinons maintenant quelles sont les ressources dont dispose l' « Assistance nationale aux tuberculeux ». D'après le rapport du secrétaire, les recettes se sont élevées, depuis la fondation de la société en juin 1899 jusqu'au 30 juin 1905, à la somme de 653,107 milréis 707 réis, soit, en monnaie française, à deux millions de francs. Elles proviennent d'abord du fonds social formé par les membres fondateurs, des souscriptions du roi et de la reine, de dons divers, des revenus ordinaires des cotisations des associés, des subsides de l'Etat et des municipalités.

Si nous consultons le tableau annuel des recettes, nous voyons que celles-ci ont été, en 1899-1900, de

106,500 milréis 280 réis ; en 1900-1901, de 110,209 milréis 054 réis ; en 1901-1902, de 119,499 milréis 981 réis ; en 1902-1903, de 106,588 milréis 759 réis ; en 1903-1904, de 102,295 milréis 701 réis ; en 1904-1905, de 108,013 milréis 932 réis ; soit, en tout, de 653,107 milréis 707 réis.

Les dépenses générales comprennent la construction et l'entretien des divers établissements créés par l'Assistance, la fourniture des médicaments et des rations alimentaires, etc... Elles se sont élevées depuis la fondation de l'œuvre à la somme de 210,795 milréis 410 réis, soit, en monnaie française, 700,000 francs environ. En examinant les *Relatorio do Conselho central* de chaque année, on trouve une progression constante dans les charges de l'Assistance nationale. En 1899-1900, les dépenses ont été de 4,816 milréis 942 réis ; en 1900-1901, de 14,018 milréis 869 réis ; en 1901-1902, de 22,996 milréis 780 réis ; en 1902-1903, de 37,566 milréis 676 réis ; en 1903-1904, de 46,373 milréis 123 réis ; en 1904-1905, de 85,023 milréis 020 réis ; soit, en tout, de 210,795 milréis 410 réis.

Le fonds social se trouvant en caisse le 30 juin 1905, en y comprenant certains biens immeubles, s'élève à la somme de 505,248 milréis 314 réis (1), soit, en monnaie française, à environ un million six cent mille francs.

Voilà exposés assez sommairement l'organisation et le fonctionnement de la Ligue d'Assistance nationale aux tuberculeux et de ses diverses créations. Cette grande œuvre, dirigée avec tant de sollicitude et d'intelligente

----

(1) Le « réis » vaut en monnaie française 5 centimes. Le « milréis » varie suivant le change de 2 fr. 50 à 5 fr. 50. Le « conto » représente un million de réis. Nous avons fixé la valeur du « milréis » à 3 francs. Il pourrait se faire que cette estimation des recettes et des dépenses de l'Assistance nationale fût au-dessous de sa valeur réelle.

persévérance par la reine Amélie, a déjà produit les plus heureux résultats.

Par les dispensaires, qui, indépendamment de leur action thérapeutique, sont des écoles d'hygiène, elle a éduqué le peuple portugais. Par des leçons de choses plus profitables que les conférences d'apparat, par la vulgarisation à outrance des mesures prophylactiques, elle a appris à tous les citoyens à se défendre contre le terrible fléau de la tuberculose qui faisait jusqu'ici tant de ravages dans le royaume. Aux personnes saines on a indiqué les moyens de prévenir la contagion ; aux malades, les mesures hygiéniques et thérapeutiques propres à amener souvent la guérison et toujours une amélioration de leur état.

Par les sanatoria maritimes, elle a rendu la santé et la vigueur physique à des centaines d'enfants scrofuleux et lymphatiques qui seraient devenus inévitablement la proie de la phthisie. Par les sanatoria de montagne, un grand nombre de tuberculeux à lésions précoces pourront espérer la guérison de leur mal, ou tout au moins prolonger considérablement leur vie. Les hôpitaux de repos et le service médical à domicile compléteront l'action des dispensaires et procureront à de nombreux malades un soulagement immédiat et un adoucissement à leurs souffrances.

Depuis la fondation de la « Ligue d'Assistance », les statistiques le démontrent clairement, la mortalité des tuberculeux a été réduite dans des proportions considérables. La vulgarisation des notions de prophylaxie et d'hygiène a enrayé la contagion et diminué d'une manière très sensible le nombre des tuberculeux. Dans certains districts, les rapports des directeurs de dispensaires en font foi, ce chiffre s'est abaissé de moitié. Des centaines d'enfants ont échappé à la maladie grâce à l'action bienfaisante du climat maritime. Cette sauvegarde des prédisposés sera un des plus beaux titres de gloire de la « Ligue d'Assistance », et constituera un de ses plus heureux résultats.

Voilà l'œuvre que la nation portugaise doit à l'initiative de la reine Amélie, « reine de charité », comme le dit si justement le docteur de Lencastre, et qui préservera des atteintes de la tuberculose des milliers d'existences.

Indépendamment de la « Ligue d'Assistance nationale aux tuberculeux », qui est l'objet de ses constantes sollicitudes et qu'elle conduit avec une admirable persévérance et un si grand succès, d'autres œuvres très importantes, mais plus exclusivement charitables, ont été fondées par la reine Amélie et bénéficient de sa prodigieuse activité et de ses sentiments humanitaires.

Ce sont le *Dispensaire Reine-Amélie*, le *Royal Institut de secours aux naufragés* et l'*Institut ultramarina*.

Le *Dispensaire Reine-Amélie*, qu'il ne faut pas confondre avec le dispensaire antituberculeux de Lisbonne, est une œuvre toute personnelle de la souveraine. Situé rue « da tenente Valladim », dans le quartier d'Alcantara, à deux cents mètres du palais royal des Nécessidades, il est destiné à soigner et surtout à secourir les enfants pauvres de ' capitale. Ce dispensaire a un mouvement quotidien de deux cents malades environ. On ne soigne pas ici exclusivement la tuberculose, mais les diverses maladies et les petites misères de l'enfance. Une dizaine de Sœurs Dominicaines assurent le service, sous la direction d'un praticien distingué. Les petites malades reçoivent, outre les pansements et les médicaments, une abondante réfection et des secours pécuniaires considérables. La reine Amélie paie de sa bourse particulière toutes les dépenses de l'établissement.

L'*Illustraçao Portugueza*, dans son numéro du 2 janvier 1905, donne une série de photographies de ce dispensaire. Elle a saisi sur le vif les enfants à la salle d'attente et au réfectoire, les Sœurs à la salle d'opération et de pansement. Ces différentes vues nous permettent d'apprécier la grande importance de cet établissement. Le chiffre énorme d'enfants qui se pressent tous les jours à ses portes indique d'ailleurs suffisamment la puissance de l'œuvre qui a valu à la Reine la reconnaissance de toutes les mères.

Un autre dispensaire, du même genre que le précédent et destiné à secourir les enfants pauvres de la ville, a été installé à Porto. Établi sur le modèle de celui dé Lisbonne, il fonctionne dans les mêmes conditions. Il est dirigé par le docteur Julio Lopez Cardoso. La reine Amélie en assure le fonctionnement et en a pris tous les frais à sa charge.

Elle a fondé en outre deux grandes Associations de secours mutuels, dont elle est restée la présidente perpétuelle : le *Royal Institut de secours aux naufragés*, destiné à venir en aide aux orphelins et aux veuves des victimes de la mer, et l'*Institut ultramarina*, sorte d'orphelinat et d'asile pour les enfants et les veuves des fonctionnaires de l'État, civils ou militaires, morts aux colonies. Ces deux œuvres ont des subventions du gouvernement, et sont des sociétés charitables avec des membres bienfaiteurs.

Voilà, décrite en quelques pages, et certes trop succinctement, cette grande œuvre de l' « Assistance nationale aux tuberculeux », qui vaudra à celle qui l'a entreprise l'éternelle reconnaissance de tout un peuple. La lutte contre la tuberculose, engagée dans tous les pays, n'est peut-être nulle part plus féconde en résultats, mieux organisée qu'en Portugal, malgré la modestie de ses ressources.

On ne saurait, à cette occasion, assez louer le rôle du roi Carlos Ier, qui apporte à cette œuvre le concours le plus bienveillant et le plus efficace, en acceptant la présidence d'honneur de la « commission de propagande » et en subventionnant dans une très large mesure le dispensaire antituberculeux de Lisbonne. Ayant un goût très prononcé pour les sciences, et particulièrement pour les sciences naturelles, qu'il cultive avec un si grand succès, le roi a pris à cœur la réussite d'une œuvre qui présente le double attrait de la science et de la charité.

Toutes les corporations et autorités portugaises méritent aussi des éloges pour leur empressement à seconder les efforts de leurs souverains.

La reine Amélie, après avoir bien reconnu le terrible ennemi, après lui avoir déclaré la guerre, a livré la bataille avec cette *furia francese* qui ne saurait nous déplaire et qui a gagné tant de victoires. Les médecins les plus éminents de Portugal, comme le docteur Don Antonio de Lencastre, constatent les résultats obtenus et se font dans un langage enthousiaste les échos de la reconnaissance populaire. Ces échos ont franchi les limites du royaume pour porter au loin dans tous les pays les leçons d'un illustre exemple qui devrait se généraliser pour le plus grand bien de l'humanité. Les lecteurs qui auront bien voulu nous suivre dans cette courte étude auront été heureux de voir comment le lis de France s'est transformé rose de Portugal dans une atmosphère d'admirable charité.

TABLE DES MATIÈRES

Albi, Imp. Coop. du S.-O., 14, rue de l'Hôtel-de-Ville. — 07-718

www.ingramcontent.com/pod-product-compliance
Ingram Content Group UK Ltd.
Pitfield, Milton Keynes, MK11 3LW, UK
UKHW020316130726
13696UKWH00003B/1098